Marie-Luise Klietz und Dr. med. univ. Matthias M. Aitzetmüller
unter Mitarbeit von Angelika Brodde

Hautsache schön, Hautsache gesund

Marie-Luise Klietz und Dr. med. univ. Matthias M. Aitzetmüller
unter Mitarbeit von Angelika Brodde

Hautsache schön, Hautsache gesund

Wissenswertes über unser größtes Organ

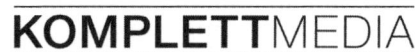

Originalausgabe
1. Auflage 2018
Verlag Komplett-Media GmbH
2018, München/Grünwald
www.komplett-media.de
ISBN: 978-3-8312-0473-1
Auch als E-Book erhältlich

Umsetzung: Angelika Brodde
Lektorat: Redaktionsbüro Julia Feldbaum, Augsburg
Korrektorat: Rita Krajicek
Umschlaggestaltung: Guter Punkt, München
Illustrationen: Heike Kmiotek – fine design – Erkrath
Satz: Daniel Förster, Belgern
Druck & Bindung: COULEURS Print & More, Köln

Printed in the EU

Inhalt

Geleitworte

E s hat mich sehr gefreut, als ich von Matthias gefragt wurde, ob es mir möglich wäre, für das vorliegende Buch ein Vorwort zu schreiben.

Es ist sehr schön zu sehen, wie aus Ehrgeiz und Fleiß letztendlich Können und Kompetenz resultieren. Im nachfolgenden Werk wird von Marie-Luise Klietz und Dr. Matthias Aitzetmüller das Thema Hautschönheit und Hautgesundheit beleuchtet.

Es handelt sich dabei um ein immer aktuelles Thema. Zugegebenermaßen gibt es hierzu natürlich schon einiges an Literatur, aber das Alleinstellungsmerkmal dieses Buches ist, dass es an den »Otto Normalverbraucher« gerichtet ist und dadurch in sehr verständlicher Sprache rüberkommt.

Dennoch wird der wissenschaftliche Aspekt nicht beiseitegelassen, und alle Aussagen werden mit wissenschaftlich fundierten Informationen belegt, denn Wissen schafft Schönheit (und eben auch Gesundheit) – etwas, das auch in unserer Ordination gelebt wird. Es ist somit eine heitere Lektüre für jeden, der Interesse an unserem größten Organ, der Haut, hat.

Ich habe beide Autoren als junge Mediziner mit großem Enthusiasmus und Hingabe kennengelernt, die ihr Ziel mit Per-

severanz und Begeisterung verfolgen. Was zunächst typischer-
weise bei der »Generation Instagram« mit einem Blog begann,
entwickelte sich dann zu einer informativen Webseite und nun
zum vorliegenden Werk.

Ich bin überzeugt, dass Marie-Luise und Matthias auf ihrem
weiteren Weg in der Medizin sehr erfolgreich sein werden, und
ich freue mich, sie dabei noch einige Zeit begleiten zu dürfen!

Doz. Dr. Georg Huemer M.Sc. MBA

*F*olgen Sie Marie und Matthias auf der faszinierenden Reise durch und über die Haut. Eine Reise der Entdeckun-
gen, die vor über 6000 Jahren begann und die heute noch
lange nicht zu Ende ist.

Gerade in den letzten Jahren haben wir durch die moderne
Forschung völlig neue Einblicke in die Vorgänge der Haut auf
molekularer Ebene gewonnen. Dies hat unser Verständnis sowohl von Hauterkrankungen und deren Behandlungen als auch
von Therapien im Bereich der Schönheit und Prävention teilweise vollkommen verändert.

Marie und Matthias verstehen es, mit Enthusiasmus, Neugier
und Wissen komplexe Zusammenhänge und das Verhalten der
Haut in unterschiedlichen Situationen verständlich darzustellen.
Der Sinn von kosmetischer und ästhetischer Pflege und Prävention bis hin zu medizinischen Behandlungen wird für jeden Leser auf aktuellem Stand fassbar.

Wurde bisher die dermatologische Medizin und die Ästhetik eher aus unterschiedlichen Blickwinkeln betrachtet, so fließen diese beiden Aspekte im folgenden Buch zusammen, und es entsteht eine völlig neue Perspektive auf die HAUT.

Diese Verbindung, gepaart mit dem tiefen Verständnis der zellbiologischen Vorgänge in der Haut, wie wir sie im »Dermatologischen Zentrum am Tegernsee« praktizieren, führt zu neuen Behandlungsansätzen in der Medizin und der Ästhetik – weit hinaus über Kortison, Botulinum und Hyaluron – in den Jahren, die kommen werden.

Die Reise geht weiter! Lassen Sie sich begeistern!

Professor Dr. med. Hans Wilhelm Kaiser
Tegernsee, im September 2018

Vorwort

Als wir Anfang 2018 gemeinsam anfingen, auf »www.doctor-aesthetics.de« zu bloggen, haben wir nicht im Traum damit gerechnet, dass daraus so bald ein Buch werden könnte. Alles ging schneller als geplant, was verschiedene Gründe hatte.

Tagtäglich stehen wir als junge Ärzte direkt im Kontakt mit vielen Patienten und bekommen genau mit, was die Menschen beschäftigt. Alle Fragen, Themen und Anregungen, die unsere Spezialgebiete betreffen, versuchten wir, vorerst durch Instagram-Beiträge näher zu beleuchten. Schon nach kurzer Zeit reichte die verfügbare Wortanzahl dort nicht mehr aus, und wir gründeten einen eigenen Blog. Um noch mehr Menschen zu erreichen, entschlossen wir uns kurzerhand, die Themen in einem Buch zusammenzufassen, um so auf alle Fragen etwas umfangreicher antworten zu können.

Denn trotz Internet und bereits erschienener Sachbücher und Ratgeber ist den Leuten vieles unklar, das haben wir durch die zahlreichen Anfragen auf unserem Blog erkannt. Weder dieses Buch noch der Blog können oder sollen den Facharztbesuch ersetzen, konkrete Therapieempfehlungen geben oder Anspruch auf Vollständigkeit erheben. In erster Linie wollen wir dem Leser das nahebringen, wofür ein Arzt vielleicht im ersten Moment keine Zeit hat: Hintergründe, tiefer gehende Erklärungen, alternative Behandlungsmöglichkeiten, Vorteile, Nachteile, Risiken.

Um es kurz zu machen: Dieses Buch enthält grundlegende Informationen zu den Fragen, die uns zu Hautgesundheit und Schönheit am häufigsten gestellt werden.

Als Ärzte und Wissenschaftler im Bereich der Dermatologie und Plastischen Chirurgie beschäftigen wir uns im Blog und in diesem Buch mit Themen aus der Schnittmenge unserer Fachbereiche. Diese Schnittmenge beinhaltet vor allem Ästhetik und Schönheit und deshalb haben wir unseren Blog »Doctor.Aesthetics« und dieses Buch »Hautsache schön, Hautsache gesund« genannt. Sicher gibt es Ausnahmen und Gegenbeispiele, aber wir glauben: Ästhetik, Ausstrahlung und Schönheit zeigen sich vor allem dann, wenn der Körper gesund und in Balance ist. Genauso ist es auch bei der Haut. Kranke Haut hat keinen »Glow« und wird nicht schön aussehen, ganz unabhängig vom Alter. Die Grundlage für schöne Haut ist gesunde Haut. Von daher sollte das Ziel bei jeder Therapie und jeder Behandlung sein, sich zuerst auf die Gesundheit zu konzentrieren. Danach lässt sich die Haut mit den verschiedenen Methoden verschönern, falls es überhaupt noch erwünscht ist.

Gerade weil wir junge Ärzte sind, legen wir das Hauptaugenmerk auf andere Dinge als Kollegen mit langjähriger Erfahrung. Das geht bei der Frage los, welchen Arzt man mit Hautsorgen konsultieren soll. Wir haben auf Kongressen schon Streitgespräche zwischen Dermatologen und Plastischen Chirurgen erlebt, die jeweils der Meinung waren, die einzig wahre Adresse für

Haut- und Schönheitsfragen zu sein. Wir halten dieses Denken für falsch. Die Frage »Wem gehört die Haut?« ist für Patienten nicht relevant, denn für sie zählt, zu welchem Arzt sie konkret gehen können, wie erfahren dieser zum Beispiel mit dem Laser umgeht, und nicht, welcher und ob er einer bestimmten Fachrichtung angehört.

Dadurch, dass wir beide Fachrichtungen vertreten, merken wir, dass sich unsere Blickwinkel im Endeffekt oft ähneln. Es gibt viele Schnittpunkte, gerade wenn man über das Ästhetische spricht. Das ist uns bei der Arbeit an diesem Buch noch deutlicher geworden. Für den Patienten bzw. den Leser mag das im ersten Moment verwirrend erscheinen. Natürlich wäre es komfortabel, bei einem Problem bzw. einem Wunsch »einfach« zu dem einen zuständigen Facharzt zu gehen und dort eine konkurrenzlos gute Lösung auf dem Präsentierteller zu bekommen. Aber es ist, wie es ist. Haut und ästhetisches Empfinden sind hochkomplexe Themengebiete. Im Einzelfall mag es das Nonplusultra bei der Therapie geben, doch in den allermeisten Fällen sind Geduld, Fingerspitzengefühl und Weitblick gefragt, um sich an die individuell beste Lösung heranzutasten. Das gilt sicher für die behandelnden Ärzte, aber eben nicht nur. Angesichts der Komplexität der Zusammenhänge, des real existierenden Termin- und Honorardrucks in deutschen Arztpraxen sowie der unglaublichen Dynamik der medizinischen Entwicklung ist auch der Patient in der Pflicht, aktiv zu werden.

Je besser man informiert ist, je mehr man die Zusammenhänge versteht, desto eher wird man im Dschungel der Angebote den Weg finden, der zum eigenen Ziel führt, und weder Zeit, noch Geld oder Lebensqualität in Sackgassen vergeuden. Wir hoffen, dass die Lektüre dieses Buches den Leser in diese Pole Position bringt – und dass sie eben so viel Spaß macht wie die Arbeit daran.

In diesem Sinne: Schöne Grüße!
Marie & Matthias

I. Der Status quo

Wieso es gar nicht leicht ist, bei Hautfragen
die richtige Antwort zu bekommen

Der folgende Satz klingt nur dann banal, wenn man keine Hautprobleme hat: Die Haut ist die Grenze zwischen dem Ich und der Welt. Alles scheint ganz einfach, solange die Haut gesund ist. Sie fühlt sich gut an, sieht im Idealfall schön aus, erträgt Sonne, Wasser und Seife und repariert sich auch noch von allein, wenn wir einmal mit dem Küchenmesser ausrutschen. Doch kommt ein Sandkorn in das Uhrwerk »Haut«, wird es kompliziert. Wir reden hier nicht von dem berühmten Pickel beim ersten Date, obwohl der ja schon nervig genug ist. Unsere Haut kann uns durch Juckreiz um den Schlaf bringen, kann mit Akne das Depressionsrisiko steigern, durch auffällige Schuppenflechte soziale Ausgrenzung verursachen oder durch ästhetische Defizite das Selbstwertgefühl schmälern.

Was tut man dann? Man geht zum Arzt. Das ist bei Hautfragen allerdings eine Wissenschaft für sich. Im Falle einer Krankheit brauchen gesetzlich Versicherte, also rund 87 Prozent der

Deutschen, erst einmal eins: Zeit. Bei uns im Raum München sind Wartezeiten von mehreren Monaten für einen dermatologischen Termin keine Seltenheit. Geht es um die hartnäckige Zornesfalte auf der Stirn oder andere ästhetische Anliegen, ist die reine Terminfindung unproblematisch. Oft reicht ein einziger Anruf, und der Termin am Folgetag steht. Der Grund: Weil Krankenkassen ästhetische Eingriffe nur in handverlesenen Ausnahmefällen finanzieren, sind alle Patienten Selbstzahler und können als solche auch die Angebote von Praxen ohne Kassenzulassung nutzen. Leicht hat es die letztgenannte Gruppe dennoch nicht, denn es muss erst einmal eine Adresse gefunden werden, die nicht nur schnell Termine anbietet, sondern auch gute Lösungen herbeiführen kann – mehr dazu ab Seite 20.

Lassen Sie uns über Geld reden

Die schwierige Lage für gesetzlich Versicherte und die verwirrende Vielfalt ästhetischer Angebote sind zwar grundverschiedene Dinge, doch egal, ob es um Akne oder Falten geht: Beim Wunsch nach gesunder und schöner Haut spielt Geld eine größere Rolle, als uns lieb ist. Das gilt natürlich an erster Stelle für die Patienten. Marie erlebt es in der dermatologischen Praxis immer wieder, wenn etwa Eltern eines Kleinkinds mit Neurodermitis schier verzweifeln, weil es zwar Ärzte gibt, die helfen können, aber kaum freie Termine. Welches junge Paar hat schon ein Einkommen, das den Besuch in der Privatpraxis ermöglicht? Aber auch in der Ästhetik können Wohl und Weh durchaus vom Kontostand abhängen. Die Brust-OP zum Schnäppchenpreis kann gut gelingen, bringt aber einige Risiken mit sich (mehr dazu ab Seite 163).

Auch wir Ärzte stecken im Zwiespalt zwischen der Rolle als Helfer und der Rolle als Praxismanager. Das spüren wir, die wir am Anfang unserer Karriere stehen, vielleicht besonders deutlich, einfach weil wir uns noch nicht an die paradoxe Situation gewöhnt haben. Vielen Kollegen, mit denen wir im Austausch sind, geht es ähnlich. Natürlich haben sie wie wir den Beruf grundsätzlich aus Menschenliebe gewählt. Wir wollen helfen, im besten Fall heilen, deshalb haben wir das lange Studium auf uns genommen. Aber wir wissen ebenso: Menschenliebe finanziert keine Praxis. Auch Ärzte müssen darüber nachdenken, wie kosteneffizient ihre Praxis arbeitet. Zu viel Unwirtschaftlichkeit führt ins Aus, zu viel Wirtschaftlichkeit kann auf Kosten der Patienten gehen und wird leicht verhöhnt oder verpönt.

In Bewertungsportalen gibt es sofort böses Blut, wenn es ums Geld geht. Vielleicht würde weniger geschimpft werden, wenn Patienten unser Gesundheitssystem besser kennen würden. Ärzte sind gerade bei gesetzlich versicherten Patienten abrechnungstechnisch stark reglementiert. Um die Praxismiete, die Gehälter der Angestellten und das eigene Leben finanzieren zu können, müssen alle sehr effizient arbeiten. Der einfachste Weg ist, die Zeit mit dem einzelnen Patienten zu kürzen und mehr Patienten abzuarbeiten. Klar, denken Sie jetzt vielleicht, damit finanzieren die Versicherten den Mitgliedsbeitrag im Golfklub oder die neue Luxuslimousine. Schön wär's, möchten wir entgegnen.

Aber Beratungsgespräche fallen oft knapper aus, als es optimal wäre, und Termine sind erst nach monatelanger Wartezeit zu bekommen, weil der entsprechende Arzt sonst mit einem Minus aus dem Quartal gehen kann.

Nehmen wir als Beispiel die Dermatologen. Wenn die Wartezimmer voll und Termine Mangelware sind, warum machen nicht mehr Praxen auf? Die Antwort ist: Weil jeder Arzt nur mit den gesetzlichen Krankenkassen abrechnen darf, wenn er eine Kassenzulassung hat – und deren Anzahl ist reglementiert. In Deutschland hat die Bundesärztekammer zuletzt 5944 Fachärzte für Haut- und Geschlechtskrankheiten gezählt, und in Großstädten wie München sind alle Kassensitze vergeben. Es kann also überhaupt keine neue dermatologische Praxis mit Kassenzulassung eröffnet werden. Und wird durch Ruhestand einer der begehrten Sitze vakant, reicht der Facharzttitel allein nicht aus, um auf der Liste nachzurücken. Man muss sich den Kassensitz kaufen, und da können Ärzte in wohlhabenden Regionen mit einer guten sechsstelligen Summe rechnen. Zusätzlich dazu die Einrichtung und teure Spezialgeräte: Schulden in Millionenhöhe sind bei der Eröffnung einer neuen Hautarztpraxis die Regel – Patienten erwarten ja zu Recht die höchsten Standards.

Der Nächste, bitte

Jeder Handwerker wird bei solchen Investitionen darauf achten, dass die Bilanz stimmt, und niemand wird es ihm ankreiden. Dabei müssen sich Handwerker nicht einmal mit dem Krankenkassensystem arrangieren. Ärzte dürfen nur quartalsweise, also vierteljährlich, Patienten abrechnen, und pro Quartal wird als Basis ein einziges Beratungsgespräch erstattet. Am profitabelsten ist es also, Patienten einmal pro Quartal einzubestellen, wobei die Worte »Beratungsgespräch« und »profitabel« aus Arztsicht nicht in einen Satz passen. Keine 15 Euro werden dem Arzt für das wichtige Gespräch erstattet. 15 Minuten für ein Erstgespräch wären eine angemessene Zeit, aber damit käme die Praxis auf einen Stundenlohn von knapp 60 Euro – von dem Steuern, Löhne, Miete und Kredite bezahlt werden sollen. Nur kurz zum Vergleich: Handwerker berechnen pro Mann und Arbeitsstunde etwas über 62 Euro.

Egal, wie gern wir mit jedem Patienten ausführlich reden würden: Patientenkontakte dürften nie länger als fünf Minuten dauern, damit sie sich für den Arzt überhaupt ansatzweise rentieren – und nur einmal pro Quartal stattfinden. Denn sieht der Arzt Patienten, die im entsprechenden Quartal schon bei ihm waren und nun ein anderes Problem oder Testergebnisse besprechen möchten, verdient er an diesem Folgegespräch gar nichts. Gerade für Dermatologen eine fatale Situation, denn wir müssen etwa bei Akne-, Psoriasis- oder Neurodermitis-Patienten engmaschig kontrollieren, ob und wie die Therapie anschlägt. Ein Gespräch pro Quartal reicht bei diesen Krankheiten niemals, jedes weitere geht auf Kosten des Hauses.

Finanziellen Zugewinn bringen für die meisten Ärzte hauptsächlich die Privatpatienten. Hier kann der Arzt entsprechend der Gebührenordnung für Ärzte, kurz GOÄ, die knapp 15 Euro Beratungsgebühr mit speziellen Faktoren multiplizieren und so auf 70 bis 80 Euro pro Gespräch kommen. Wenn also in einer Hautarztpraxis erst die Privatpatientin ausführlich aufgeklärt wird, finanziert der Arzt damit möglicherweise das Folgegespräch, welches er kurz darauf mit den besorgten Eltern des Kindes mit Neurodermitis führt. Was wir betonen wollen: Die Qualität dieser beiden Gespräche unterscheidet sich nach unserer Erfahrung nicht. Die oft angeprangerte Zweiklassenmedizin, bei der ein und derselbe Arzt Patienten je nach Versicherung mehr oder weniger gut behandelt, haben wir noch nirgends kennengelernt. In den Krankenhäusern und Praxen, in denen wir bisher tätig waren, haben die Ärzte ohne Ausnahme jeden Patienten mit derselben Sorgfalt behandelt.

Solange die Politik nicht eingreift, wird sich an diesem System nichts ändern. Das viel diskutierte Modell der Bundesversicherung, das es in der Schweiz schon gibt, wäre eventuell eine Lösung. Hier müssen alle in eine solidarische Grundversicherung einzahlen und können dann individuell Zusatzversicherungen abschließen. In Österreich schlägt man gerade einen neuen Weg ein: Hier versucht man, die Zahl der Krankenkassen zu reduzieren und so das Ganze einheitlicher und transparenter zu machen. Denn die Vielzahl der Kassen und ihre unterschiedlichen Abrechnungssysteme machen den Ärzten das Leben zusätzlich schwer.

In Deutschland helfen sich vor allem Plastische und Ästhetische Chirurgen, aber auch einige Dermatologen anders. Der Trend geht bei Hautfragen hin zu Privatpraxen, die sich mit keinem Abrechnungssystem anfreunden müssen, weil sie ganz oder größtenteils außerhalb der Kassenleistungen agieren und vom

Patienten statt der Versicherten- die Kreditkarte sehen möchten. Valide Daten gibt es nicht, aber nach unserer Einschätzung liegt die Quote der privat abgerechneten Maßnahmen bei Plastischen und Ästhetischen Chirurgen nur knapp unter 100 Prozent, und in Großstädten zeichnet sich ein klarer Trend ab hin zur dermatologischen Privatpraxis. Wenn das Budget reicht, kann man hier in der Regel binnen 24 Stunden einen Termin inklusive ausführlicher Beratung bekommen. Viel Zeit, im komfortabel eingerichteten Wartezimmer den frisch gebrühten Cappuccino zu schlürfen, bleibt nicht: Lange Wartezeiten sind in Privatpraxen die absolute Ausnahme. Wie man sich in dem mittlerweile existierenden Angebotsdschungel am besten zurechtfindet, beschreiben wir ab Seite 201.

Haben Sie noch Fragen?

Wartezeit bzw. Auswahl der Praxis sind nicht die einzigen Fallstricke, wenn's um die Haut geht. Denn kommt es zum Beratungsgespräch, werden nicht immer die richtigen Fragen gestellt, und zwar sowohl seitens der Patienten als auch seitens der Ärzte. Stellen wir uns einen auf Akne spezialisierten Dermatologen vor. Seine Patienten sind oft Teenager, die noch keine Ahnung davon haben, was da warum auf ihrer Haut passiert. Ein erstes Beratungsgespräch müsste bei Adam und Eva anfangen, um grundlegende Hautfunktionen und Zusammenhänge so zu erklären, dass sich der junge Patient das Wichtigste merkt. Für uns Ärzte eine echte Herausforderung, schließlich kennen wir die Zusammenhänge aus dem Effeff. Das beginnt bei der Sprache. Der Tipp beispielsweise, präventiv gegen Komedonen vorzugehen, hilft dem 16-jährigen Akne-Patienten wenig. Wir hören immer wieder, dass Patienten zwar ein Arztgespräch hatten, sich aber einfach nichts merken konnten. Wer hat nicht schon einmal über Medizinerdeutsch gewitzelt?

In unseren Blogs bemühen wir uns, wichtige Hautfragen auch für Laien verständlich zu erklären und so zu helfen, aus einem Arztgespräch das Beste herauszuholen. Dabei wählen auch wir manchmal die falschen Worte. Ein Beispiel: Nachdem unser Akne-Artikel online ging, haben wir ziemlich viele Anfragen bekommen, ob wir nicht einmal auch so einen Artikel über Mitesser schreiben könnten. Wer sich ein bisschen mit der Haut auskennt, weiß, dass beide Themen ein und dieselbe Problematik betreffen. Aber das Beispiel zeigt, dass es vielen Betroffenen an Verständnis für die Zusammenhänge mangelt. Das ist übrigens völlig normal, man kann kaum vom Patienten verlangen, dass er Medizin studiert, bevor er einen Arzt aufsucht. Uns geht's außerhalb der Praxis auch nicht anders. Wenn uns etwa in der Werkstatt etwas über unsere Autos erzählt wird oder IT-Experten über ihr Fachgebiet reden, verstehen auch wir nur Bahnhof.

Doch zurück ins Sprechzimmer. Die richtigen Fragen seitens des Arztes können helfen, aber sie zu stellen ist nicht einfach. Natürlich wollen wir den Patienten grundlegend vermitteln, wo die Probleme bzw. die Lösungen liegen. Dass dem Wirtschaftler im Arzt bei den meisten Gesprächen die Stoppuhr im Nacken sitzt, während er seinem Gegenüber das hochkomplexe Thema Haut näherbringen will, haben wir ja schon erläutert. Aber mehr noch: Bei vielen Beratungsgesprächen gibt es Aha-Momente seitens der Patienten, mit denen wir zu Beginn unserer Arbeit nicht gerechnet hätten. Ein schönes Beispiel ist ein Akademiker, der über Hauttrockenheit und Juckreiz klagte und nach einem Produkt fragte, mit dem er den Körper abseifen könne, ohne die Haut zu stressen. Auf die Frage, warum er denn zum Beispiel seine Schienbeine abseifen wolle, antwortete er: um den Schweiß abzuwaschen. Aus dermatologischer Sicht ist das Nonsens, denn Schweiß ist wasserlöslich. Das Gespräch hätte aber auch anders verlaufen können. Der Arzt hätte inhaltlich korrekt über Syndets, Duschöle und Seifen referiert, der Patient würde sich vielleicht die Hälfte merken, und die Schienbeine würden weiterhin grundlos mit Tensiden gestresst.

Ein weiteres Problem liegt darin, dass Patienten gute Fragen haben, sie aber nicht aussprechen – sei es aus Schüchternheit, Scham oder falschem Respekt vor dem Arzt. Ein Beispiel, das Matthias erlebt hat, ist eine Patientin, die als Selbstzahlerin einen Brusteingriff durchführen lassen wollte. Sie hatte ein langes Erstgespräch mit dem Arzt, bei dem sie mit ihm einen ausführlichen Aufklärungsbogen durchgegangen war. Kaum wieder im Vorzimmer, sprudelten sehr grundlegende Fragen aus ihr heraus. Wird das Implantat über oder unter den Muskeln gelegt, wollte sie zum Beispiel wissen, ein Thema, dass sie gut und gern mit dem Arzt hätte vertiefen können. Denn diese grundlegende Frage wurde vom Arzt angesprochen, nur hatte die Patientin die Informationen nicht verinnerlicht.

Wir glauben nicht, dass dieser Fall eine Ausnahme ist. Beim Arztgespräch sind viele Patienten wie gelähmt, weil sie sich gestresst oder mit Informationen überschüttet fühlen. Sie schaffen es nicht mehr, sich aufs Essenzielle zu fokussieren, und gehen mit bruchstückhaftem Verständnis aus der Beratung. Was hilft? Eine gute Vorbereitung, die schon einmal ein Grundverständnis für die Haut aufbaut, und der Mut nachzufragen. Dazu möchten wir unbedingt ermuntern.

Wir finden es hervorragend, wenn Patienten offene Fragen stellen, und wir sind uns sicher, dass es anderen Ärzten genauso geht.

2. Gesunde Haut, schöne Haut

Von wegen »Hülle« – ein Bio-Wunder aus der Nähe betrachtet

Viele Patienten tun's, viele unserer Freunde tun's, und bevor wir Medizin studierten, haben wir es auch getan: die Haut als Ding betrachtet. Nach vielen Stunden in Hörsälen, Laboren und OPs können wir aber versichern, dass unsere Haut absolut keine Sache ist, sondern quicklebendig, etwas sich stetig Wandelndes, nie Konstantes. Von der ersten bis zur letzten Sekunde unseres Lebens geht es in ihr zu wie auf einem Großflughafen zu Beginn der Sommerferien. Akteure kommen und gehen, schlummern oder treten in Aktion, Stoffe werden von A nach B transportiert. Sicherheitsdienste scannen bei der Jagd nach Übeltätern jeden Ankömmling und verhaften manchmal völlig unschuldige Wesen. Müll fällt an, wobei es wie im echten Leben Fälle gibt, in denen fleißige Ordnungshüter allen Unrat schleunigst wegputzen, aber auch solche, in denen er liegen bleibt – weil der Müll überhandnimmt, weil die Putzkolonne keine passenden Werkzeuge oder ein Energietief hat. Manchmal wird gestreikt, manchmal fehlt Personal, manchmal gerät durch einen Sturm alles durcheinander. Aber im Großen und Ganzen läuft der Laden.

Da können sich die Macher vom Bau-Flop BER eine Scheibe abschneiden: Der Haut gelingt es nicht nur, dieses sehr komplexe Miteinander von Akteuren, Warentransfer und Sicherheitsmaßnahmen zu organisieren, nein, sie schafft das auch noch auf dem sparsamen Raum von durchschnittlich 1,3 Millimetern (!) Dicke. Will man das Treiben hier verstehen, führt kein Weg an einem dermatologischen Grundkurs vorbei. Was wir sehen, wenn wir uns angucken, ist im Grunde ein Schutzwall aus toten Zellen. Diese Zellen als »die« Hautzellen zu bezeichnen ist weder ganz falsch noch ganz richtig. Unsere Oberschicht besteht in der Tat aus besonders häufig vorkommenden Hautzellen – nur leben in der Haut noch ande-

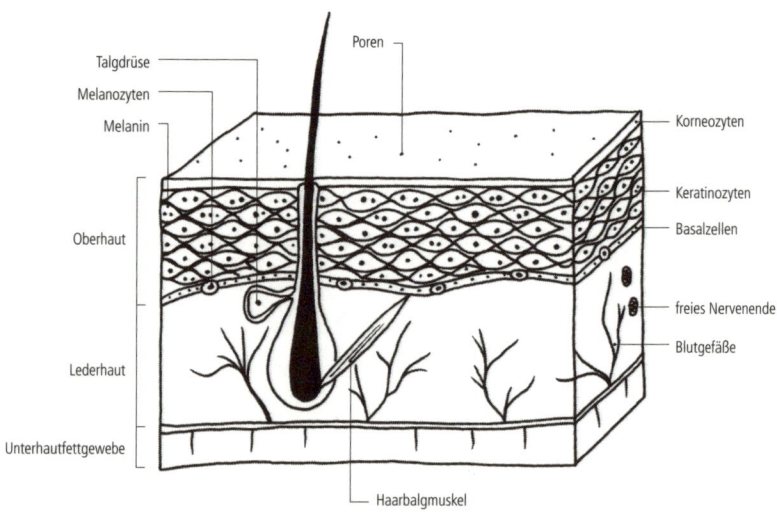

Talgdrüse
Melanozyten
Melanin
Poren
Korneozyten
Keratinozyten
Basalzellen
Oberhaut
freies Nervenende
Blutgefäße
Lederhaut
Unterhautfettgewebe
Haarbalgmuskel

re Zelltypen, die in unterschiedlichen Hautschichten agieren. Für diese Schichten kursieren deutsche und lateinische Begriffe. Ganz oben haben wir die Oberhaut (Epidermis), gefolgt von der Lederhaut (Dermis). Die Basis bildet die Unterhaut (Subkutis).

Die Oberhaut – Aushänge- und Schutzschild

An einigen Stellen – etwa rund um die Augen oder auf den Lippen – misst sie gerade einmal den Bruchteil eines Millimeters. An den Fußsohlen schafft sie mehrere Millimeter, wobei Männerhaut immer etwas dicker als die von Frauen ist und Haut im Alter grundsätzlich dünner wird. Doch auch die dünne Oberhaut ist keine »tote« Schicht, wenngleich hier kein Blut fließt und sich die ersten Zellen erst in ihrem Erdgeschoss, nämlich an der Grenze zur Lederhaut, teilen. Eher entspricht die Metapher einer Spedition, bei der in diversen Etagen verschiedene Experten eng verzahnt miteinander arbeiten. Reist man durch die Epidermis, trifft man ganz oben in der Hornschicht (Stratum corneum) als erste Spezies »tote« Zellen an. Diese hornbildenden Zellen (oder Korneozyten) verzahnen sich miteinander zu einer Art Mauer. Als Kitt wirken hauteigene Fette und andere Stoffe, die durch Schweiß und Talg hierhergelangen. Auf der Hornschicht klotzt noch ein Heer von Gastarbeitern, Mikroorganismen, mit denen wir von Kopf bis Fuß besiedelt sind und die ähnlich wie im Darm als gutartig angesehen werden. Die Zellmauer und die Mikroorganismen bilden gemeinsam den Säureschutzmantel – ein überaus wirksames Bollwerk gegen Stress von außen.

STAUB AUFWIRBELN

Kratzt man sich, kann man die Zellen der Hornschicht mit bloßem Auge sehen: Sie bilden die hellen Schüppchen, die auf einer trockenen Hautpartie als eine Art Staub wahrnehmbar sein können. Eine einzelne, gut sichtbare Schuppe entsteht, wenn mehrere Hundert solcher Zellen aneinanderhaften.

Bevor sich Korneozyten als Abwehrspieler in der schützenden Plättchenmauer behaupten, müssen sie allerdings erst einmal durch die gesamte Epidermis reisen. Sie entstehen in ihrem Erdgeschoss, der sogenannten Keimschicht (oder auch Stratum basale), quasi einer Fabrik für Hautzellen. Da heißen sie allerdings noch Keratinozyt, sind rund und lebendig und haben eine Menge Aufgaben zu bewältigen. Keratinozyten können nämlich je nach Bedarf verschiedenste Stoffe freisetzen, etwa für Wundheilung, Immunabwehr oder Entzündungsprozesse. Sie sind es übrigens auch, die bei UV-Licht aus einem speziellen Baustoff Vitamin D3 herstellen. Etwa 28 Tage dauert die Reise, an deren Ende aus dem prallen, runden Keratinozyt ein leerer, flacher Korneozyt wird. Upcycling at it's best. Einige Zellen haben allerdings auch das Zeug zu einer spezialisierten Karriere. Das sind die multipotenten Vorläufer- oder Stammzellen, quasi die Joker der Haut. Sie können sich, je nachdem, was sie für einen Stimulus bekommen, in spezialisierte Zellen differenzieren, insofern der Körper dazu das entsprechende Signal gibt.

Andere Spezialisten sind zum Beispiel die Pigmentzellen (Melanozyten). Dringt UV-Licht an sie heran, bilden sie mehr schützende Pigmente und lagern diese in den Keratinozyten ein. Wie dunkel die Haut wird, hängt übrigens einzig und allein von der Aktivität der Hautzellen und der Größe der Melanosomen (Orte, an denen das Melanin gespeichert wird) ab, ein Nubier hat nicht mehr Melanozyten als ein Schwede. Rothaarige beispielsweise haben ein anderes Melanin (Phäomelanin) in sich. Dies macht sie besonders lichtempfindlich. Die Farbe der Haut wird aber noch durch andere Faktoren bestimmt. Sehr viel bewirken die Blutgefäße, die je nach Beschaffenheit der Haut und der Blutzirkulation mehr oder weniger durchschimmern. Den Lippen geben sie die rote Farbe, weil sie gut zu sehen sind. Ein fahler Teint hingegen entsteht, wenn die Haut schlecht durchblutet, stark verhornt ist oder gar eine Krankheit dahintersteckt.

REIFE LEISTUNG!

Bis wir das Werk der pigmentbildenden Melanozyten als Sommerbräune wahrnehmen, vergehen ein paar Tage, schließlich müssen die Pigmente ja aus der Keimschicht gen Oberfläche wandern. Womit geklärt wäre, wieso wir etwa eine Woche nach dem Sommerurlaub die tiefste Bräune zu sehen bekommen.

Außer den Keratinozyten und den Melanozyten arbeiten in der Epidermis noch die Langerhans- und die Merkel-Zellen. Die Langerhans-Zellen entsprechen bei der Flughafen-Metapher dem Sicherheitsdienst. Verdächtige Fremdkörper, zum Beispiel Krankheitserreger, werden von ihnen quasi verhaftet und ans Immunsystem übergeben. Die Merkel-Zellen (benannt nicht nach Angela, sondern nach dem Anatom Johann Friedrich Sigmund Merkel) dienen dem Tastsinn: Es sind Nervenzellen, die Druck registrieren und dem Gehirn melden.

Die Grenze zwischen Ober- und Lederhaut — eine Art Eierkarton

Diese dermal-epidermale Übergangszone, oft englisch »Epidermal Junction Zone« oder in Medizinerdeutsch Stratum papillare genannt, trägt durch ihre verzahnte Struktur zur Stabilität der Haut bei. Man ahnt es schon, im Alter werden auch ihre Zähne schwächer, einer der vielen Gründe, die Falten begünstigen. Ab hier beginnt die Lederhaut, die ihren Namen aus gutem Grund trägt. Vom Aufbau her ähneln sich unsere Haut und die von Tieren stark. Wenn Kürschner Tierhäute gerben, entfernen sie im Grunde Ober- und Unterhaut. Zurück bleibt die Dermis – mit anderen Worten: Leder, das beweist wie stabil und zugfest Haut sein kann. Der wichtigste Bestandteil der Lederhaut ist das Kollagen, ein faseriges Strukturprotein, das die Haut zusammenhält und Wasser speichert. Bei Neugeborenen sind diese Kollagenfasern dünn und unstrukturiert. Je älter man wird, desto dicker und starrer werden die Kollagenfasern. Wahrscheinlich hat jeder an seinem Körper auch einen Beleg dafür, wie wichtig die sorgfältige Anordnung des Strukturproteins ist: Narben sind nichts anderes als wirr durcheinandergewirbeltes Kollagen. Wobei es »das« Kollagen gar nicht gibt, denn im Körper existieren zig verschiedene Arten. In der Haut spielen Typ 1 und Typ 3 die Hauptrolle. Ihre Verteilung hängt vom Alter ab, bei einem Neugeborenen überwiegt Typ 1, bei einem sehr alten Menschen Typ 3. Eingebettet in die Kollagenfasern liegt auch die körpereigene Hyaluronsäure, jene zuckerähnliche Verbindung, die extrem gut Wasser binden kann und für die Durchfeuchtung der Haut Verantwortung trägt.

Hinzu kommen die elastischen Fasern, namentlich Elastin und Fibrillin. Sie bilden gemeinsam mit dem Kollagen das Bindegewebe der Oberhaut. Während Kollagen ein ziemlich fester Füllstoff ist, dienen Elastin und Fibrillin der Dehnungsfähigkeit der Haut. Ihnen ist es zu verdanken, dass eine Falte, die man sich in den Arm gekniffen hat, nach ein paar Sekunden verschwindet. Und ja, auch ihnen bekommt Altern schlecht, deshalb verliert die Haut ihre Elastizität.

TRENNUNG AUF ZEIT

Wahrscheinlich haben Sie auch schon einmal gesehen, dass sich Ihre Oberhaut von der Lederhaut trennt – zum Glück aber nur partiell, nämlich bei den meisten Blasen. Sie bilden sich, wenn die Schichten durch einen mechanischen Reiz wie enge Schuhe gelöst werden. Oder weil das Immunsystem sehr viele Zellen als schadhaft entlarvt, entsorgt und so die Verbindung der Hautschichten auflöst, etwa bei einem starken Sonnenbrand. Die weiße Haut über der Blase ist die Epidermis, die Flüssigkeit darin Serum aus den Blutgefäßen.

Zeit ist aber nicht der einzige Feind jener gummibandähnlichen Stränge. Wenn man übermäßig in die Sonne geht, gibt's eine sogenannte Elastose, bei der das Elastin seine Funktionalität verliert und sich nutzlos in der Haut ansammelt. »Landmannshaut« nannten die Ärzte früher das Resultat, nämlich sehr faltige gräuliche Haut. Heute sollte man vielleicht eher von Ibiza-Haut reden.

In der Unterhaut geht's ans Eingemachte ...

... denn hier verlaufen Nerven, Blut- und Lymphgefäße. Wobei die »Nerven« in Wirklichkeit eine Menge spezialisierter Sinneskörperchen sind, die jeweils Kälte, Wärme, Reibung und Druck registrieren. Vielfach ragen die Fühler dieser Sinneskörper in die Epidermis, deshalb nennt man sie Nervenendigungen – weil ihre Wurzel ja eine Etage tiefer liegt. Gerecht geht es bei ihrer Verteilung nicht zu. Lippen, Finger- und Zehenspitzen sowie die Genitalien haben eine Fünfsterneausstattung, während etwa der Rücken nur einen Bruchteil an Sensibilität abbekommt. In Einzelfällen können wir bewusst Missverständnisse der Nervenendigungen auslösen. Wärmepflaster gegen Muskelschmerzen funktionieren zum Beispiel, weil der Wirkstoff Capsaicin Nervenendigungen triggert, die für Wärmemeldung zuständig sind. Ähnlich wirkt Menthol: Es kühlt nicht, sondern gaukelt unseren Nerven Kühle vor, weil sich bestimmte Bestandteile des Menthols an Kälterezeptoren docken. Auch wenn wir bei Juckreiz mit Kühlung oder Kratzen reagieren, manipulieren wir im Grunde unser Nervenkostüm: Denn indem wir einen neuen Reiz setzen, überdecken wir das Jucken.

SPÜRST DU SCHON ETWAS?

Die Verteilung der Sinneskörper kann man mit zwei Bleistif-
ten und der sogenannten Zweipunktediskrimination am eige-
nen Leib prüfen. So geht's: Einen Bleistift sanft auf die Haut
drücken und dann herausfinden, wie weit entfernt der zweite
Bleistift platziert werden muss, um getrennt wahrgenommen
zu werden. Auf dem Finger reichen zwei Millimeter, auf dem
Rücken kann ein Zentimeter nötig werden.

Hinzu kommt das Unterhautfettgewebe, das die Haut aufpolstert und als Wärmespeicher dient. Dieses Fett möchten wir alle
gern haben, denn ob die Haut prall und fest oder pergamentar-
tig wirkt, wird stark von ihm beeinflusst. Fehlt dieses subkutane
Fett, haben wir einen Effekt wie bei einem Luftballon, dem die
Luft ausgeht.

Auch in der Unterhaut wirkt Bindegewebe aus Kollagen-, Fi-
brillin- und Elastinfasern, allerdings weniger fest und struktu-
riert als in der Lederhaut. Und hier agieren die Zellfabriken der
Haut, die sogenannten Fibroblasten. Sie produzieren vor allem
Kollagen. Je besser sie arbeiten, desto praller und gesünder ist die
Haut und desto besser funktioniert auch die Wundheilung. Zwischen ihnen und ihren Fasern schwimmt eine geleeartige Flüssigkeit, die im Kontakt zu Blut- und Lymphgefäßsystem steht, also dem Stoffwechsel dient.

Zudem patrouillieren diverse wehrhafte Zellen durch die Unterhaut, denn je nachdem, welche Erreger eintreten, muss der

Körper gewappnet sein. Dringt eine fremde Eiweißstruktur in die Haut – zum Beispiel ein Virus –, wirkt das etwa wie ein Magnet auf die Makrophagen. Sie bewegen sich zum Eindringling und machen ihrem deutschen Namen »Riesenfresszelle« alle Ehre. Nun sind die Makrophagen nicht die einzigen Ordnungshüter in der Unterhaut. Es ist etwas ganz anderes, ob Viren eintreten oder Bakterien oder ob die Immunzellen eigentlich nur auf eine Verletzung reagieren sollen. Dafür gibt es noch Plasmazellen, Lymphozyten, Mastzellen, Granulozyten, Monozyten und, und, und.

Und sonst so?

Wichtig für die optische Erscheinung, die Funktionen der Haut und auch für die Pflege wären dann noch die Hautanhangsgebilde, so nennen Mediziner Talg- und Schweißdrüsen, Haarwurzeln und Nägel. Die Haarwurzeln oder auch Follikel gibt's nur im Doppelpack mit Talgdrüsen, deshalb verändert sich die Hautstruktur bei einem kräftigen Haarwuchs. Talgdrüsen kommen aber auch allein vor, zum Beispiel auf der Stirn. Da haben wir keine starke Behaarung, aber viele tendenziell aktive Talgdrüsen. Bei der Verwendung von Kosmetik ist das sehr relevant, schließlich öffnen die Drüsenausgänge die Haut für Stoffe aus Cremes. Positiv nutzen lässt sich das etwa bei dem Antioxidans Vitamin E, das als fettlöslicher Stoff bereitwillig in die talgreichen Kanäle eindringt.

Bei den Schweißdrüsen unterscheidet man zwischen apokrinen und ekkrinen Drüsen. Die ekkrinen Drüsen sind über den gesamten Körper verteilt, die apokrinen Drüsen oder auch Duftdrüsen unter den Achseln, im Scham- und Analbereich sowie an den Brustwarzen angesiedelt. Apokrine Drüsen schütten bei entsprechenden Reizen pheromonartige Duftstoffe aus. In erster Linie besteht Schweiß allerdings aus Wasser, angereichert mit Mineralstoffen, Spurenelementen und für die Haut lebensnotwendigen Stoffen wie Harnstoff (Urea), Eiweißen und Fettsäuren. Schweiß allein riecht nicht, erst die Stoffwechselausscheidungen besonderer Bakterien sorgen für ein unschönes Odeur. Diese Bakterien lieben aber vor allem den apokrinen Schweiß, deshalb müffeln wir unter den Achseln, nicht aber etwa am Unterarm.

SCHWITZEN WILL GELERNT SEIN

Die ekkrinen Schweißdrüsen arbeiten von Geburt an, laufen bei Babys aber noch mit halber Kraft – ein Grund, wieso die richtige Außentemperatur im Kinderzimmer so wichtig ist. Die apokrinen Drüsen beginnen ihre Arbeit erst in der Pubertät, deshalb kommt typischer Schweißgeruch bei Kindern nicht vor.

Über das Wunderwerk der Finger- und Zehennägel könnte man ein ganzes Buch verfassen. Um es kurz zu machen: Der Nagel wächst in mehreren Keratinschichten mit überraschend vielen Hohlräumen, deshalb erinnert die Nagelplatte unter dem Mikroskop an Blätterteig. An ihrer Unterseite haftet sie durch Längsleisten an der Haut. Ihre Seiten und die Wachstumszone am Nagelmond werden durch die Nagelhaut geschützt, während an der Fingerspitze ein zartes Häutchen namens Hyponychium die Verbindung zur Haut aufrechterhält. Reinigt man die Fingernägel mit scharfen Gegenständen, verletzt man es leicht, und in der Folge können die Fingerspitzen vorübergehend überempfindlich sein und schneller verdrecken. Das ist der Grund, wieso bei einer hautfreundlichen Maniküre nur mit Wasser und Bürste gereinigt wird.

Was für ein Organ!

Nun haben Sie viel darüber gelesen, welche Struktur und welche Bestandteile die Haut hat. Kommen wir zum Wieso. Die Haut ist nicht nur Hülle, sondern das größte Organ des Körpers. Sie schirmt uns von der Umwelt ab, hält also äußere Einflüsse fern, interagiert aber gleichzeitig mit ihr. Ihre erste Aufgabe ist die Regulation des Wärmehaushalts. Bei Hitze kühlt uns verdunstender Schweiß, bei Kälte schützt das Unterhautfettgewebe. In kalten Regionen bildet die Haut deshalb vermehrt Unterhautfettgewebe. Fehlt der Baustoff Fett, etwa bei Magersüchtigen, dann reagiert die Haut durch die vermehrte Bildung von Vellushaar, jenen hauchzarten kleinen Härchen, die man oft auf Babyköpfen sieht.

Extrem wichtig ist auch die Rolle als Bollwerk gegen schädliche Mikroorganismen, Stoffe und Strahlen. Diesen Job erledigt vor allem die Hornschicht mit den Pigmenten und ihrem Team aus harmlosen Mikroorganismen. Auch hier zeigt sich, wie flexibel die Haut ist. Hat sie mit viel Sonne zu tun, legt sie bei der Hornschicht extra Zelllagen an. Normalerweise besteht sie aus etwa zehn Korneozyten-Schichten. Bei unbelehrbaren Sonnen-studiobesuchern kann sich das verzehnfachen, was sich an der kühlen Farbe der Haut zeigt. Weil die Hornschicht viel dicker ist als bei Schattenfreunden, schimmern die Blutgefäße nicht mehr durch, und jeder »Glow« gehört der Vergangenheit an.

Das größte Wunder bleibt aber auch für uns, wie bereitwillig die Haut sich wechselnden Formen anpasst. Wachstum, Schwanger-schaft, Diäten ... Egal, wie sehr wir Menschen unseren Umfang und unsere Länge verändern, die Haut macht vieles mit. Klar gibt es Ge-genbeispiele, meist zeugen Dehnungsstreifen davon, dass die Haut nicht alles kompensiert. Bei Adipositas-Patienten, die dank Magen-bändern und Bypässen innerhalb von zwei, drei Jahren 40, 50 Ki-lo abnehmen, kann die Haut nicht von XXXL auf Normalformat schrumpfen. Deshalb sprechen diese Menschen häufig bei Plasti-schen und Ästhetischen Chirurgen für körperstraffende Operatio-nen vor (mehr dazu ab Seite 191). Aber meist gelingt diesem flexib-len, seidenweichen, sich immer updatenden Bio-Computer namens Haut eine permanente, an die jeweiligen Bedürfnisse angepasste Er-neuerung. Denn das darf man beim Nachdenken über dieses flei-ßige Organ nie vergessen: Wir alle fahren einmal im Monat aus der Haut. Länger bleibt kein Keratinozyt bzw. Korneozyt im Dienst.

Kleine Geschlechterunterschiede

Dass Männerhaut etwas dicker ist als die von Frauen, haben wir eingangs schon erwähnt. Einerseits ist das ein klarer Vorteil, wenn's um die Optik geht. Dass das auch an den Augen der Fall ist, merken wir in der Praxis zum Beispiel daran, dass Männer viel weniger Probleme mit Augenringen haben als Frauen. Männer haben zudem eine ganz andere Bindegewebsstruktur als Frauen, deshalb ist ihre Haut tendenziell straffer, fester und robuster. Weil Frauenhaut für das Projekt Babybauch optimiert ist, verlaufen ihre Bindegewebsfasern in einer gut dehnbaren parallelen Ausrichtung. Bei Männern sind sie vernetzt, und dadurch können sich auch die Fettpolster, die dazwischen gelagert sind, schlechter abzeichnen. Der Grund, wieso Männer viel seltener Zellulite haben als Frauen. Der Preis, den Männer für ihre toughe Hülle zahlen, ist weniger Zartheit.

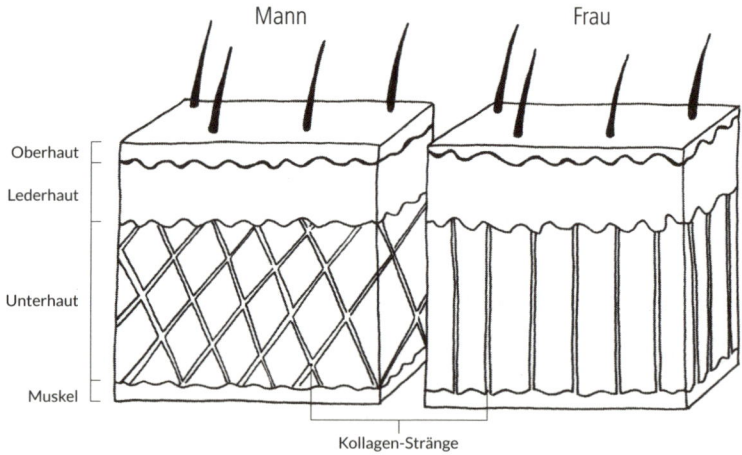

Kollagen-Stränge

Einen deutlichen Unterschied machen natürlich die Hormone, da haben Frauen in Hautsachen die Nase vorn. Testosteron regt die Talgbildung an, deshalb leiden Männer öfter unter Akne, und deshalb haben sie größere Poren. Östrogen hingegen regt die Kollagensynthese an und stärkt das Bindegewebe, sorgt also für schöne

Haut. Allerdings nur bis in die Phase der Wechseljahre, denn ab dann wird viel weniger Östrogen produziert. Deshalb ist die Haut von Frauen nach den Wechseljahren im Schnitt auch zehn Prozent dünner als zuvor, es sei denn, die Betroffene entscheidet sich für eine Hormonersatztherapie. Hiermit lässt sich die Hautalterung durch Östrogenmangel nahezu auf null herunterfahren.

Ein weiterer gravierender Unterschied zwischen ihr und ihm ist aus dermatologischer Sicht die Rasur. Naheliegenderweise klagen vor allem männliche Patienten über zahlreiche hartnäckige kleine Rasurpickel im Bartbereich. Die Diagnose lautet Follikulitis, Haarwurzelentzündung. Ursache ist der Gebrauch von stumpfen Klingen, die mit zu viel Druck angewendet werden, wodurch es zu kleinen Verletzungen kommt und in betroffenen Arealen eine Entzündung entsteht. Also: Um die Rasur erträglicher zu machen, sollte man immer scharfe Klingen benutzen. Die roten Punkte sind nämlich nur das Anfangsstadium. Gelangen durch weitere Verletzungen immer mehr Bakterien an Follikel und Talgdrüse, können sich stattliche Abszesse entwickeln, die aufgespalten oder mit Antibiotikum behandelt werden müssen. Dann doch lieber scharfe Rasierer nutzen, oder?

Cremen, peelen, ölen

Die Frage, wie gut Kosmetik der Haut tut und ob sie überhaupt nötig ist, dürfte bei jeder größeren Runde zu einer lebhaften Diskussion führen. Auf der einen Seite haben wir die Cremegegner, die Kosmetik jegliche nachweisbare Wirkung absprechen und sie daher auch mal als Feinlederpflege verspotten. Auf der anderen

Seite gibt es die Kosmetikjunkies, die gern jeden Trend mitmachen und sich bereitwillig nacheinander zehn Produkte ins Gesicht klopfen, wenn Beautyblogs »Layering« zum neuesten Kult
erklären – eine aufwendige Mode aus Südkorea, bei der Schicht
für Schicht nacheinander diverse Reinigungsprodukte, Wässer-
chen und Seren aufgetragen werden. Wir würden uns keinem
dieser Lager anschließen. Kosmetik als komplett überflüssig darzustellen, finden wir verwerflich. Klar, in der Steinzeit haben die
Leute keine Creme gehabt, aber die sind auch mit 25 gestorben
und haben ganz sicher nicht heiß geduscht. Fakt ist aber auch:
Egal, welche Wirkstoffe in einem Serum oder einer Creme sein
mögen und wie viel das Produkt kostet, wer wirklich langfristige
Anti-Aging-Effekte erwartet, der wird enttäuscht.

Wir erleben in der Praxis im Gegenteil häufig, dass ungeeignete Kosmetik der Haut schadet. Diese Beobachtung lässt sich
natürlich nicht pauschalisieren, denn zum Arzt geht man naturgemäß wegen Hautproblemen, nicht weil man so happy mit seiner Hautpflege ist. Ein klassischer Kosmetikschaden ist die periorale Dermatitis, auch bekannt als Stewardessenkrankheit, die sich
durch dicht gedrängte kleine Pickel vor allem im Mundbereich
bemerkbar macht und eine Hautreaktion auf zu viele Pflegestof-
fe ist (mehr dazu ab Seite 139). Fast noch häufiger sehen wir Akne, die durch falsche Pflege von einem leichten zu einem schweren Fall wird (mehr dazu ab Seite 54). Ähnlich weit verbreitet
sind Probleme, die durch übermäßigen Gebrauch von Duschgel
entstehen. Die darin enthaltenen waschaktiven Substanzen bre-
chen die Lipidschicht der Haut auf, was bei trockener Haut zu
Ekzemen führen kann. Hinzu kommen im Gel die Zusatzstoffe,
die für Duft, Haltbarkeit und haptische Sensationen sorgen. Wir

sind Freunde von fester Seife, weil man sie sparsamer dosiert als Duschgel und weil sie oft weniger Chemie mit sich bringt.

Quasi der heilige Kosmetik-Gral und damit auch ein echter Wirtschaftsfaktor sind Anti-Aging-Cremes. Wir sind oft überrascht, welche blumigen Aussagen in der Werbung getroffen werden. Als realistische Benchmark empfehlen wir den Vergleich zu Zahncreme. Kein Mensch würde jahrelang die Zahnpflege vernachlässigen und dann hoffen, dass Zahnpasta XY ihm ein Vorzeigegebiss à la Tom Cruise beschert, doch das suggeriert die Werbung hinsichtlich all der »Lifting«-, »Energie«- und »Revitalisierungs«-Cremes, die es auf dem Markt so gibt. Aus unserer Sicht funktioniert sinnvolles Anti-Aging mit Kosmetik nur präventiv, also durch eine Pflege, die den Hautschutzmantel stärkt, Zellschäden durch Antioxidanzien verhindert, die Oberhaut durch wasserbindende Stoffe wie Glyzerin, Urea oder Hyaluronsäure durchfeuchtet und die UV-Filter enthält (wirken garantiert, genauso wie feststeht, dass Sonne Falten macht). Der Schlüssel zur ewigen Jugend sind solche Cremes allerdings auch nicht.

——— AUF EIN WORT

Anti-Falten-Cremes werden oft als Mittel gegen bestehende Falten aufgefasst, was wir für ein grundlegendes Missverständnis halten. »Anti-zukünftige-Falten-Cremes« wäre eine bessere Bezeichnung, denn wirklich nennenswertes Anti-Aging funktioniert mit Kosmetik nur auf der präventiven Ebene.

Aus unserer Sicht kommt smartes, effizientes Anti-Aging ohne exorbitant teure Kosmetik aus. Cremes mit den eben beschriebenen Stoffen, mit Fruchtsäuren oder dem kosmetischen Anti-Aging-Star Vitamin A leisten das kosmetisch Machbare, und sie gibt es auch im Drogeriemarkt für überschaubare Preise. Wir empfehlen unseren Freunden eher, das so gesparte Geld in Botulinumtoxin und Filler zu investieren. Was in der Regel für Staunen sorgt, weil diese Stoffe hierzulande nicht als Vorsorgemaßnahmen angesehen werden, sondern als Mittel gegen bereits entstandene Falten. Aber wenn man früher etwa zu Botulinumtoxin greift, entstehen diese Falten später. Wobei wir betonen wollen, dass sinnvolle Hautpflege und ein bewusster Lebensstil das auch schaffen. Die faltenfreie 30 Jahre alte Stirn per Botulinumtoxin mimisch zu beruhigen ist aber eine sinnvolle Option für alle, die wirklich gar keine Lust auf Falten haben.

Faltenrock oder: der Zahn der Zeit

Es muss aber nicht gleich die Spritze sein. Schauen wir doch einmal, wie Falten überhaupt entstehen. Für sehr junge Haut ist das noch überhaupt kein Thema, weil sie fantastische Regenerationsfähigkeiten hat. Föten, die vor der 24. Schwangerschaftswoche im Mutterleib operiert werden, kommen ohne Narben zur Welt, ganz egal, wie groß der chirurgische Eingriff war. Je älter man wird, desto schlechter ist es aber leider um diese regenerativen Kapazitäten bestellt. Die Haut altert. Dagegen ist noch kein Zaubermittel gefunden, dafür gibt es die realistische Chance, den Prozess zu verlangsamen – oder ihn zumindest nicht zu beschleunigen.

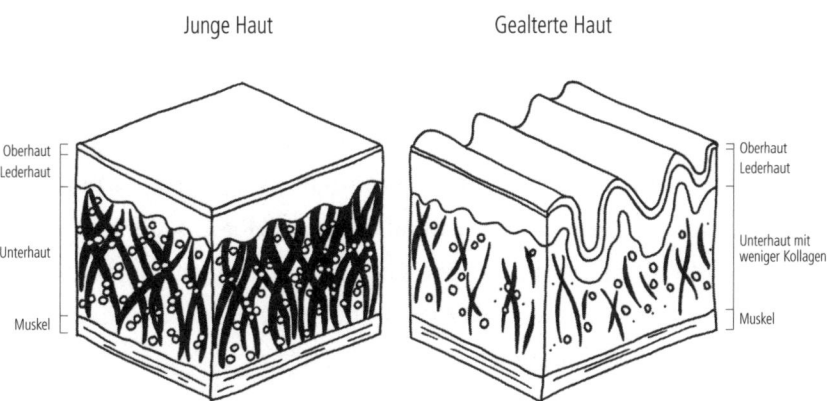

Bis Mitte 20 funktioniert das komplexe Zusammenspiel von Zellen, Botenstoffen und Stoffwechsel in gesunder Haut noch ziemlich perfekt, aber danach geht's bergab. Unausweichlich. Je älter man wird, desto mehr Zellteilungen haben die Zellen hinter sich, und bei der x-ten Zellteilung entsteht quasi die Kopie einer Kopie einer Kopie. Ähnlich wie bei einer Fotokopie wird die Qualität immer schlechter, und mit der Zeit bauen sich Fehlerquellen ein, sowohl bei Zellprodukten wie dem Kollagen als auch bei den Zellen selbst. Nehmen die Fehler überhand, dann bricht der marode Kollagenstrang nach einem einzigen Sonnenbad, und dann stirbt die Zelle (sofern sie nicht zuvor vom oben beschriebenen Sicherheitsdienst als feindlich erachtet und liquidiert wurde). So viel zur unvermeidbaren sogenannten »intrinsischen« Hautalterung.

Wir können dennoch kräftig dazu beitragen, wie schnell die Haut altert. Dieser menschengemachte oder »extrinsische« Faktor basiert auf einer Flut von winzigen Entzündungen, mit denen sich die Haut gegen Schaden wehren muss. Ausgelöst wird das vor allem durch UV-Licht, Luftbelastung (Rauch, Feinstaub, Ozon) und falsche Ernährung. Die Übeltäter, die das in erster Linie verantworten, sind freie Radikale. So nennt man kleinste chemische Verbindungen mit einem oder mehreren ungepaarten Elektronen, die anderen Verbindungen Elektronen rauben. Sie sind in etwa so friedliebend wie eine Horde wild gewordener Junggesellen, die in eine Gruppe glücklicher Pärchen eindringen, funktionierende Beziehungen sprengen und so zu allem Überfluss auch noch neue Singles erzeugen.

Das ist für den Körper zunächst einmal kein Problem, oder besser: kein neues. Um Wärme und Energie zu erzeugen, muss er Sauerstoff spalten, wobei Sauerstoffradikale entstehen. Der Körper selbst startet also täglich mehrere Tausend Angriffe auf jede (!) seiner Zellen, was aber gar nicht schlimm ist, weil er auch gleich eine Reihe ausgleichender Tricks auf Lager hat. Allen voran sind das Antioxidanzien: Stoffe, die mit ihren Elektronen nahezu hausieren gehen und so die freien Radikale ruhigstellen, bevor sie einer Hautzelle etwas antun. In erster Linie wirken hier die Vitamine A, C und E, sekundäre Pflanzenstoffe wie Flavonoide und Polyphenole sowie bestimmte körpereigene Peptide. Heikel wird die oxidative Lage erst, wenn das Verhältnis von Attacken zu Abwehrstoffen nicht mehr stimmt. Wer es ernsthaft schafft, täglich die von der Deutschen Gesellschaft für Ernährung (DGE) empfohlenen fünf Portionen Obst und Gemüse zu essen, in sauberer Luft lebt, selbstredend nicht raucht und nie ungeschützt in die Sonne geht, ist fein raus. Für alle anderen (also für alle – oder kennen Sie so jemanden?) liegt hier der Schlüssel zu wirksamem Anti-Aging. Wenn wir einerseits den oxidativen Stress zum Beispiel durch Sonnenschutz vermindern und andererseits die Haut von innen und außen mit Radikalfängern versorgen, dann bremsen wir die extrinsische Hautalterung erheblich. Die Uhr zurückdrehen können wir damit aber nicht, Vorsorge ist also nicht nur besser als Nachsorge, sondern alternativlos.

AUF EIN WORT

»Reich an Antioxidanzien« ist ein Prädikat, mit dem sich vom Smoothie bis zum Serum viele Produkte schmücken. Aber woher weiß man überhaupt, wie es um diesen Reichtum wirklich bestellt ist? Wer sich mit zigfach kopierten Floskeln nicht zufriedengeben will, studiert die »ORAC«-Charts, kurz für »Oxygen Radical Absorbence Capacity«. Hier sind mit seriösen wissenschaftlichen Methoden ermittelte antioxidative Werte einsehbar, freundlicherweise eingeteilt in vier leicht verständliche Leistungsklassen A, B, C und D. A ist top, D ist Flop. So ziemlich alle Obst- und Gemüsesorten schaffen es in die A Klasse, so weit keine Überraschung. Aber wussten Sie, dass Tomatenmark um Längen besser schützt als frische Tomaten, dass Bio-Kakao dem oft gelobten Grünen Tee antioxidative Konkurrenz macht und Gewürze echte Anti-Aging-Pülverchen sind? (Lesetipp: www.orac-info-portal.de)

Antioxidanzien-Top-Ten, nach ORAC, Stand 2018

- *Gewürznelke*
- *Gewürzsumach*
- *Zimt*
- *Sorghumhirse*
- *Oregano*
- *Kurkuma*
- *Açai-Beere*
- *Mohrenhirse*
- *Sumachbohnen*
- *Kakaopulver*

Haut im Wandel

Ein wichtiger Faktor bei der Hautpflege sind Lebensalter und Jahreszeiten. Grundsätzlich lässt sich schon sagen, dass sich die Haut im Laufe der Jahre verändert. Junioren brauchen ganz andere Produkte als Senioren. Während es in den jugendlichen Jahren vor allem darum geht, Pickel und dergleichen zu verhindern, ist es im Alter eher wichtig, dass man die Haut aufpolstert und dadurch Falten in ihrer Erscheinung abmildert. Zudem verliert Altershaut an Lipiden, braucht also meist eine reichhaltigere Pflege. Babyhaut braucht am wenigsten Pflege, da reicht es, wenn man eine schlichte Creme aus Wasser und Fetten nutzt. Duftstoffe und Konservierungsmittel haben hier nichts zu suchen, weil die dünne Babyhaut viel durchlässiger ist. Und das war's. In der Dermatologie sehen wir oft besorgte Eltern, die bei ihrem Kind eine

Neurodermitis befürchten – während die junge Haut in Wirklichkeit durch zu viel Pflege eine gestörte Schutzbarriere zeigt.

Ein heikles Thema sind Babyhaut und UV-Filter. Die körpereigenen Schutzmechanismen nehmen erst im zweiten Lebensjahr die Arbeit auf. Die fünf Minuten Sonne, die für Papa und Mama kein Problem sind, können beim Baby deshalb bereits die Grundlage für eine Schädigung legen. Einfach morgens prophylaktisch UV-Schutz auftragen ist aber auch keine gute Idee, schließlich sind leider weder chemische Filter noch physikalische Filter im Nanobereich unumstritten. Die Schlussfolgerung der Kinderärzte lautet: keine Sonne vor dem ersten Geburtstag. Das ist auch aus unserer Sicht der Königsweg. Wenn Junior aber zum Beispiel bei strahlendem Sonnenschein in die Krippe gebracht werden soll, würden wir auch auf Babyhaut UV-Schutz auftragen. Der mögliche UV-Schaden ist felsenfest belegt und erheblich wahrscheinlicher als eine Reaktion auf die UV-Filter.

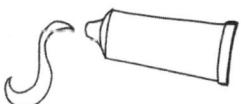

Und die Jahreszeit? Unserer Meinung nach braucht man im Winter eine andere Pflege als im Sommer. Im Winter haben wir ja auf der einen Seite die komplett trockene Heizungsluft, die viele stark beeinflusst. Viele Patienten merken, dass die Haut im Gesicht unglaublich spannt, sobald die Heizperiode beginnt. Deshalb empfehlen wir, im Winter häufiger Feuchtigkeitsprodukte zu nutzen und sie durch eine reichhaltige Creme zu ergänzen.

Im Sommer zählt Feuchtigkeit auch, aber Fett spielt eine kleinere Rolle auf dem Wunschzettel der Haut. Dafür bekommen UV-Filter erste Priorität!

BESSER-ESSER!

Die besten Hautpflege-Produkte gibt's auf dem Wochenmarkt. Frische, vollwertige Nahrung bremst nämlich nicht nur die sichtbare Alterung, sondern schützt auch Herz, Blutgefäße und andere Organe vor Entzündungen. Gemüse, Obst, Nüsse, kalt gepresste Öle, Fisch, Fleisch: All das enthält wertvolle Bausteine für gesunde Zellen. Nahrung wird in unserer Gesellschaft aber leider oft mit Diät gleichgesetzt und auf ihren Kaloriengehalt reduziert, was der Haut gar nicht schmeckt. Meist streichen die Menschen dabei Kohlehydrate oder Fette von ihrem Menüplan, setzen also auf Low-Carb bzw. Low-Fat.

Die hautfreundlichere Variante ist definitiv eine Low-Carb-Ernährung. Schöne, strahlende Haut braucht keine Kohlehydrate (aber Obst mag sie trotzdem, z. B. Beeren wirken nun einmal superantioxidativ). Im Gegenteil, ein hoher Blutzuckerspiegel löst eine Verzuckerung der Hautzellen aus. Bei diesem Prozess, der auch Glykation oder Glykierung genannt wird, reagieren vor allem Kollagen und Elastin mit den Kohlehydraten und verhärten und verkümmern. Eiweiß als Baustein von Kollagen, Elastin und Fibrillin darf hingegen nie fehlen, auch bei keiner Diät. Ein Gramm pro Tag und Kilo Körpergewicht ist ein Muss!

Mit den Fetten ist es komplizierter. Man weiß mittlerweile, dass ein Zuviel an Omega-6-Fettsäuren Entzündungen fördert, während vor allem Omega-3-Fettsäuren – etwa aus Leinöl – antiinflammatorisch wirken. Besonders schädlich ist die Omega-6-Fettsäure Arachidonsäure, stark vertreten zum Beispiel in Schweinefleisch und Schweineschmalz. Ein ähnlicher GAU sind für den Körper industriell gehärtete Fette, enthalten in so ziemlich allen Fertigprodukten vom Croissant über Pommes bis hin zum Müsliriegel. Um sie zu meiden, hilft nur der Blick ins Kleingedruckte auf der Verpackung. Formulierungen wie »enthält gehärtetes Fett« auf der Liste der Inhaltsstoffe heißen aus Sicht der Körpers: »Finger weg!«

Diäten sind für die Haut allerdings generell eine leidige Angelegenheit. Jeder Mensch hat ja eine Stelle, an der sein Körper besonders gerne Fett speichert, und Diäten macht man in der Hoffnung, genau diese Stelle(n) zu verkleinern. Leider bedient sich der Körper hier bei Gewichtsverlust aber zuletzt. Wir hören im privaten Umfeld und bei Patienten regelmäßig Klagen, dass »Bauch/Beine/Po« wie vor der Diät aussehen, dafür aber der Busen kleiner geworden und das Gesicht eingefallen ist. Natürlich nur, bis man wieder zunimmt, schließlich begünstigen Diäten ja den gefürchteten Jo-Jo-Effekt. Das so entstehende Auf und Ab beim Gewicht ist ein Beautykiller, weil die Hautzellen ihre Energie für die Formveränderung verpulvern müssen. Hinzu kommt der Mangel an wertvollen Mikronährstoffen, der mit vielen einseitigen Diäten einhergeht. Echte Mangelzustände, berichten Kollegen, finden sie eigentlich nur bei Diät-Junkies.

3. Fragen über Fragen

Zu diesen Themen kommen auf unserem Blog
die meisten Hilferufe

anchmal fragen wir uns, worauf wir auf Partys angesprochen würden, wenn wir etwas anderes studiert
hätten. Etwas ganz anderes. Sagen wir mal: Steu-
errecht. Ob der Nachbar am Büfett dann auch damit herausrü-
cken würde, wo ihn der Schuh drückt? Vielleicht so: »Sag mal, du
kennst dich doch aus … Mein Einspruch wegen der beschränk-
ten Abziehbarkeit von sonstigen Vorsorgeaufwendungen wurde
abgelehnt, was kann ich tun?« Jetzt werden uns bei jeder Feier
mit an Sicherheit grenzender Wahrscheinlichkeit Fragen zu Haut
und Ästhetischer Medizin gestellt, überraschend oft solche, die
bereits in vielen guten Büchern, Blogs und Artikeln beantwortet
wurden. Über die Gründe lässt sich nur spekulieren. Unsere These
ist, dass viele Menschen durch ein Dauerfeuer an Halbwahrheiten
verwirrt sind. Denn bei der Haut haben viele etwas zu sagen, aber
wenige sind objektiv – finden wir. Da ist viel Lobbyarbeit im Spiel.

Wenn etwa ein Forscher ein Expertenhonorar von Firma XY
kassiert, wird er bei seinem nächsten Vortrag ganz gewiss nicht

lügen. Aber die Wahrscheinlichkeit wächst, im Sinne von Firma
XY zu argumentieren. Ähnlich läuft das bei Blogs oder Magazin-
artikeln. Wenn Anzeigenerlöse *die* Einnahmequelle sind, wer tritt
dann ernsthaft den Geldgebern auf die Füße? Doppelt und dreifach
gilt das für die Informationskampagnen großer Kosmetikherstel-
ler. Was zu Mineralöl, Silikonen, Emulgatoren oder ewigen Zank-
äpfeln wie Parabenen in die PR-Maschinerie gebracht wird, hängt
vor allem davon ab, ob der Auftraggeber es einsetzt oder nicht.

Genug spekuliert. Seien Sie versichert: Wir stehen voll und
ganz hinter den nun folgenden Informationen und würden Ihnen nichts anderes erzählen, wenn wir uns am Büfett einer Party
träfen. Ready for take-off?

Das Thema Nummer eins
Akne und Aknenarben

Früher oder später erwischt sie fast jeden von uns – Akne. Doch
obwohl etwa 95 Prozent aller Jugendlichen und jungen Erwach-
senen betroffen sind und Akne mit knapp 30 Prozent aller dermatologischen Diagnosen die am häufigsten gestellte ist, weiß
von den Betroffenen kaum einer, welche Faktoren sie auslösen
und was effektiv zur Vorbeugung und Behandlung dieser Hauterkrankung beiträgt.

Was genau ist Akne?
Akne geht von den Talgdrüsen und Haarfollikeln aus und kann in
verschiedenen Schweregraden, Krankheitsformen und Verläufen
auftreten. Während die meisten Patienten vor allem in der Pu-

bertät unter dieser Erkrankung leiden, so begleitet sie bis zu 15 Prozent der Betroffenen über das 20. Lebensjahr hinaus. Grundsätzlich sind vier Faktoren an der Entstehung von Akne beteiligt:

- Die Hautschicht über dem Follikel ist verhornt, deshalb kann der Talg nicht gut abfließen.
- Der Talgfollikel ist fleißig, er produziert ganz einfach viel Talg.
- Es sind Bakterien am Werk, die eine Entzündung begünstigen.
- Ein hormonelles Ungleichgewicht fördert die Pickelentstehung. Mehr Testosteron bedeutet mehr Pickel, deshalb haben auch Männer mehr Hautunreinheiten, wie auf S. 40 erklärt.

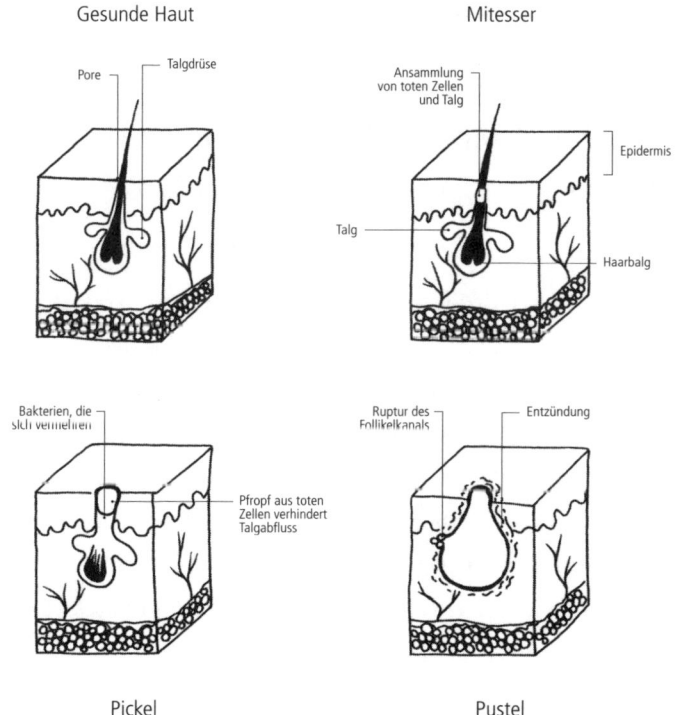

Gesunde Haut · Mitesser · Pickel · Pustel

Zunächst entsteht aus Korneozyten eine Art Pfropf, der den Ausgang der Talgdrüse blockiert und dadurch den Ablauf des Talgs verhindert. Es ist ein bisschen wie bei einem tropfenden Wasserhahn, der keine Überschwemmung auslösen wird, solange niemand auf die Idee kommt, vor dem Jahresurlaub den Stöpsel in den Ausfluss zu stecken. Weil jedoch munter weiter Talg produziert wird und der, anders als das Wasser im Beispiel gerade, nicht abfließen kann, staut sich das Sekret. Die Talgdrüse wird größer, und ein Mitesser entsteht. Auf diesem Nährboden fühlt sich ein ungebetener Gast sehr wohl, ein Keim namens Propionibacterium acnes. Dieser ist laut neuesten Forschungsergebnissen zwar nicht maßgeblich an der Entstehung von Akne beteiligt, fördert aber im Laufe die Entzündung und lässt Papeln und Pusteln entstehen und gedeihen. Der Körper reagiert wie auf jede andere Entzündung mit Abwehrmechanismen. So wandern Entzündungszellen ein, die Haut wird rot und dick, und schließlich wird das Gewebe zuerst ab- und danach neu aufgebaut.

DER FRÜHE VOGEL ... HAT SCHÖNE HAUT

Oft kommen Betroffene in die Praxis, die meinen, sie hätten noch gar keine Akne. »So sieht doch jeder aus«, hören wir dann etwa. Fakt ist aber, dass Akne sich besser therapieren lässt, je eher man mit der Therapie beginnt. Viele Akne-Spezialisten verwenden deshalb zum Beispiel niedrig dosiertes Isotretonoin (dazu später mehr) bereits bei mittelschweren Fällen, frei nach dem Motto: Hit hard, hit early.

Warum bekommt man Akne gerade in der Pubertät?

In der Pubertät ändert sich vieles im heranwachsenden Körper, allem voran die Hormone. So bewirken einige dieser Botenstoffe (v.a. Testosteron) ein verstärktes Haar- und Bartwachstum und einen schnelleren Muskelaufbau. Nebenbei wird durch diese aber eben auch die Produktion von Talg stimuliert, und dies bewirkt ein schnelleres Verstopfen der Talgdrüsen.

Was kann man daheim tun?

- Richtig pflegen: Die Haut sauber und gesund zu halten ist der erste Schritt bei der Bekämpfung und Vorbeugung von Pickeln. Durch regelmäßige Hautpflege mit Fett aufsaugenden Reinigungstüchern sowie speziellen Reinigungslotionen werden abgeschilferte Hautpartikel, Schmutz und Talg entfernt und die Poren frei gehalten. Vor allem am Abend ist das unerlässlich, sonst bleiben Make-up und Rückstände (z.B. der jüngst viel diskutierte Feinstaub) auf der Haut und verschlimmern das Problem. Es empfehlen sich fettarme Feuchtigkeitsprodukte und non-komedogenes Make-up. So werden Präparate genannt, die der Bildung von Mitessern (Komedonen) entgegenwirken. Diese Produkte sind teilweise gleichzeitig exfoliativ (sprich die Hornschicht abtragend) und bilden eine super Alternative zu herkömmlichen Erzeugnissen.

- Richtig essen: Leider gibt es zurzeit noch keine großen Studien, die den Einfluss der Ernährung belegen. Da Akne aber vor allem in Industrieländern epidemieartig auftritt, wird ein Zusammenhang mit bestimmten Ernährungsformen vermutet. In Gegenden, wo man hauptsächlich Fisch, Obst und Gemüse verzehrt, also sich fettarm und ohne Milchprodukte

ernährt, ist die Akne fast gar kein Thema. Dies ist zum Beispiel die Insel Kitava nahe Papua-Neuguinea – Hautprobleme
gibt es hier kaum. In kleineren Studien werden teilweise auch
ein hoher Insulinspiegel und damit verbundene hormonelle
Veränderungen mit Akne in Verbindung gebracht. Da hyperglykämische Nahrung, also Lebensmittel mit großen Anteilen
an schnell verwertbarem Zucker, in keinem Fall gut für den
Körper ist, empfehlen wir, sie zu meiden.

- Ruhe bewahren: Pickel ausdrücken sollte unbedingt unterlas-
  sen werden, denn beim Ausdrücken schiebt man die infektiöse
  Substanz des Pickels nur weiter ins Innere der Haut und verteilt diese im Gewebe. Entzündungszellen wandern ein, und
  das ganze Spiel beginnt von vorn, was schmerzhafte Infektionen und Narben zur Folge haben kann.

Überhaupt haben die Finger bei Aknehaut nichts zu suchen,
weil sie einfach unweigerlich die Bakterienproblematik anfeu-
ern. Wenn man sich einmal überlegt, wo die Finger während des
ganzen Tages immer wieder platziert werden, dann weiß man
auch, wie viele Bakterien man dann eingesammelt hat. Türgrif-
fe, Toilettendeckel, Fahrkartenautomaten oder das Geld beim
Bäcker. Der liebste Ort der Bakterien? Unter den Fingernägeln:
Hier ist es geschützt, und regelmäßig kommt neuer Dreck hinzu – ein perfekter Ort zum Bleiben. Geht man dann mit diesen
dreckigen Fingern auf die eh schon offene und verletzte Haut,
so nimmt der Circulus vitiosus seinen Lauf. Wer das Sekret unbedingt fließen sehen will, dem empfehlen wir, lieber eine medizinische Kosmetikerin aufzusuchen. Während der Laie beim
Versuch des Ausdrückens meist so viel Feingefühl an den Tag

legt wie jemand, der einen pfeifenden Dampfdrucktopf mit dem Baseballschläger öffnen will, geht die Fachfrau (und der Fachmann – Gendern muss sein) smarter vor (und hygienischer, wollen wir hoffen). Sie desinfiziert die Haut, sticht die oder den Pickel mit einer sterilen Nadel auf und schafft dadurch ein gezieltes Ventil für das Sekret. Das verhindert etwaigen Überdruck und damit eine weitere Verteilung im Gewebe.

AHA! DIE SACHE MIT DEN PEELINGS

Akne-Patienten berichten auf Nachfrage oft, sie würden regelmäßig peelen. An sich eine gute Idee, weil das die oberflächliche Verhornungsstörung bekämpft und damit einen Trigger von Akne effektiv angeht. Meist nutzen die Leute aber nur gängige Rubbelpeelings – und diese wirken eher kontraproduktiv, da sie Akne-Bakterien erst so richtig gründlich auf der gesamten Haut verteilen. Besser sind hier chemische Peelings, zum Beispiel Glykolsäure, eine Alpha-Hydroxy-Säure, kurz AHA. Sie hat eine schälende Eigenschaft und entfernt so die oberste Schicht abgestorbener Hautzellen. Die frei verkäuflichen Produkte mit Fruchtsäure (AHA, BHA ...) haben aber meistens einen relativ hohen pH-Wert. Je niedriger der pH-Wert ist, umso aktiver ist aber die Säure. Die sogenannten Fruchtsäure-Peelings gibt es bei der dermatologischen Kosmetik. Sie bieten einerseits eine viel höhere Säurekonzentration, aber andererseits auch einen viel niedrigeren pH-Wert – wirken also deutlich stärker. Die richtige Einwirkzeit zu finden ist nicht leicht, also wirklich nur eine Sache für Fachleute.

Gibt es verschiedene Akneformen?

Dermatologen teilen Akne nach Form und in vier Schweregrade ein. Grad I liegt schon vor, wenn auf einer Gesichtshälfte bis zu zehn Läsionen zu sehen sind. Womit wir lernen, dass bereits ein einzelner Pickel aus dermatologischer Sicht eine – wenn auch ultraleichte – Form von Akne ist. Doch schauen wir uns die Formen der Akne einmal an. Bei der Akne comedonica kommt es zur Bildung der klassischen Komedonen (Mitesser). Dies sind diese kleinen schwarzen Punkte, oft an der Nase oder der Stirn vorkommend (T-Zone), welche sich schon bei leichtem Druck entleeren. Die Akne papulopustulosa, als zweite Stufe, kann aus einer Akne comedonica entstehen, wenn sich der Talg entzündet. Die Pusteln breiten sich dadurch ins umliegende Gewebe aus, und es kommt zu den klassischen Pickeln unter der Haut. Diese sind nicht nur schmerzhaft, sondern hinterlassen bleibende Erinnerungen: Sie heilen meist nur noch narbig ab.

Wer von der Akne conglobata, neben der Akne fulminans die schwerste Akneform, betroffen ist, wird die bisher beschriebenen Probleme wahrscheinlich als Peanuts betrachten. Bei ihm entstehen Mitesser und sehr tief reichende Verletzungen und Talgbildungen der Haut. Die Betroffenen sind hier nicht nur von starkem optischen Leid betroffen, sondern darüber hinaus auch noch von Schmerzen, und selbstredend spielen auch ihre bleibenden Narben in einer eigenen Liga. Einen Sonderfall stellt die Akne cosmetica dar, welche durch ungeeignete Kosmetik hervorgerufen und häufig mit der sogenannten Stewardessenkrankheit verwechselt wird (mehr zur perioralen Dermatitis ab Seite 139).

Beeinflusst der Lebensstil die Aknebildung?

Ein großer Risikofaktor für die Ausbildung und den Ausprägungsgrad der Akne ist das Rauchen, denn die Schwere der Akne steht in klarem Zusammenhang mit den gerauchten Zigaretten. Die Ursache ist schnell erklärt: Im Zigarettenrauch sind proentzündliche Inhaltsstoffe enthalten, und diese verstärken die Entzündungsreaktion in den Talgdrüsen. Ergo kommt es leichter zur Bildung von Komedonen und Akne-Läsionen. Zusätzlich wird Akne durch die Einnahme von zahlreichen Medikamenten wie Kortison, Androgenen, Steroiden, manchen Vitaminen (B_{12}, B_6 ...), Antibiotika und Psychopharmaka begünstigt.

Wieso hilft Sonne gegen Pickel?

Viele Betroffene berichten, dass Sonnenbäder ihre Haut zu verbessern scheinen. Das mag daran liegen, dass Sonnenbäder in der Regel mit Freizeit einhergehen, man selbst also keinen Stress hat. Außerdem vertragen die Akne-Bakterien das UV-Licht schlecht. Es stresst Keime so sehr, dass man mit speziellen Lampen sogar medizinische Geräte desinfizieren kann. Dieser positive Effekt ist aber nur von kurzer Dauer. Weil die Haut sich gegen die Strahlen mit vermehrter Zellbildung wehrt (mehr dazu ab Seite 123), wird die Hornschicht dicker. Mehr Hornschicht, mehr Mitesser, mehr Akne.

Dennoch wird das künstliche Licht auch zur Therapie der Akne genutzt. Mit speziellen Lasern macht man sich den oben beschriebenen Effekt zunutze. Wichtig ist dann jedoch eine ausreichende Hydration und Exfoliation der betroffenen Areale, vor allem um der überschießenden Verhornung entgegenzuwirken.

Bedeutet Akne immer Pickel?

Bei einer Akne können verschiedene Hautveränderungen auftreten. Filamente heißen die weißlichen Stifte, die sich beispielsweise bei Druck auf die Nasenspitze entleeren. Komedonen, also
Mitesser, entstehen aus ebensolchen Filamenten. Die Hornzellen
umschließen dabei feine Härchen und Talg, sodass eine Einlagerung in der Haut entsteht. Diese Einlagerung kann nach oben
hin offen sein – kommt zu ersten entzündliche Veränderungen,
und der Pfropf färbt sich dunkel (Blackheads). Ist sie geschlossen, zeigt sich ein weißliches Knötchen in einer gespannten Pore
(Whiteheads, Grießkörner, Milien). Pickel bzw. Papeln und Pusteln sind letztendlich die entzündliche Reaktion auf diese Komedonen. Schließen sich mehrere Papeln und Pusteln eitrig und
blutig zusammen, so entsteht ein abszedierender Knoten – erste
Anzeichen für einen schweren Akneverlauf.

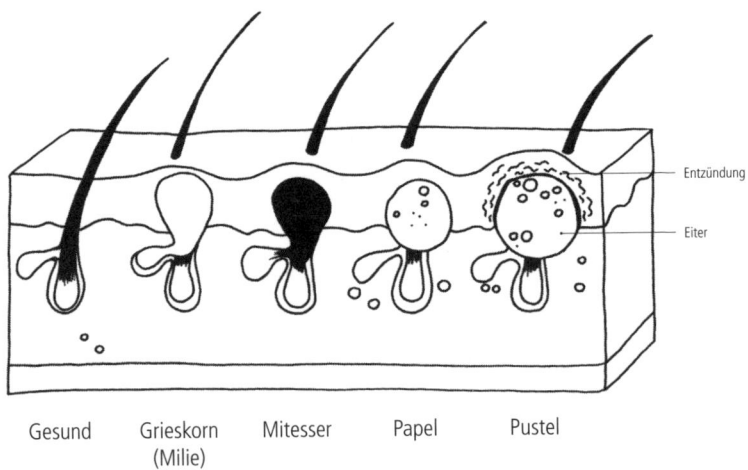

Gesund   Grieskorn   Mitesser   Papel   Pustel
            (Milie)

AUF EIN WORT

Bei der Diagnose und der Behandlung von Akne begegnen Patienten immer wieder den Termini »Papeln« und »Pusteln«. Viele Menschen meinen, das seien einfach nur altmodische Synonyme für Pickel. Weit gefehlt. Mit »Papel« bezeichnen Ärzte unter der Haut liegende Bläschen (bis zu erbsengroß). Wenn sich diese Bläschen mit Eiter füllen, werden sie »Pusteln« genannt.

Wie therapieren Ärzte die Akne?

Eine individuell optimale Akne-Therapie zu finden ist nicht immer einfach und verlangt auch vom Patienten einen langen Atem. Bei fast allen Akne-Medikamenten tritt nach drei bis sechs Wochen Behandlung eine sogenannte Erstverschlechterung ein. Ist diese Phase überstanden und bleibt der Patient weiterhin fleißig, so geht es bald bergauf. Kombiniert werden in der Regel topische (Cremen, Gels, Waschlotionen) und systemische Medikamente (Tabletten). Als Faustregel gilt: Je schwerer die Akne, desto systemischer wird auch die Therapie. Im Folgenden wollen wir die wichtigsten Medikamente skizzieren. Wer nicht von Akne betroffen ist, kann getrost weiterblättern, wer unter dem Problem leidet, bekommt vielleicht einen guten Hinweis.

Topische Therapie

Äußerlich kann die Akne mit Cremes, Gels und verschiedenen Lösungen behandelt werden. Diese vermindern die weitere Entzündung und Ausbreitung der Akne. Geeignete Wirkstoffe sind:

- Benzoylperoxid (BPO): Es wirkt in erster Linie bakterienabtö-
  tend. Aktuelle Studien zeigen jedoch, dass die Entzündungen
  bei Akne nicht allein durch die Bakterien entstehen, sondern
  auch schon ohne diese vorhanden sind. Demnach ist BPO ein
  gutes Präparat, um Akne zu hemmen, jedoch nicht geeignet,
  um sie ganz verschwinden zu lassen. Vor allem in Stadium I
  und II kann BPO sehr erfolgreich angewendet werden, wenn
  man sie akribisch bis zu dreimal täglich auf die Aknestellen
  aufträgt. Anwender sollten darauf achten, nach dem Auftragen keine Kleidung zu berühren, denn BPO wirkt bleichend.
- Antibiotika: Antibiotika haben eine ähnliche Wirkung wie
  Benzoylperoxid. Erythromycin, Clindamycin oder Tetracyc-
  lin (als ausgewählte Antibiotika) bewirken eine Eindämmung
  des Propionibacterium acnea und dadurch eine Besserung der
  Symptome. Dennoch wird eine Antibiotikatherapie in Form
  von Cremes aufgrund der Ausbildung von Resistenzen nie allein empfohlen. Antibiotika dürfen nur als Zusatz zu anderen
  Maßnahmen angewendet werden, so zum Beispiel in Kombination mit Benzoylperoxid.
- Retinoide (Vitamin-A-Säure-Präparate): Die Mittel können
  bei allen Formen der Akne allein oder in Kombinationsprä-
  paraten (z. B. mit BPO) äußerlich angewendet werden. Sie reduzieren die Bildung von Mitessern, hemmen die Entzündung
  und bewirken eine Ausdünnung der Hornschicht. Vor allem
  für die Erhaltungstherapie sind Tretinoin bzw. Adapalen in
  verschiedenen Konzentrationen im Handel erhältlich.
- Azelainsäure: Sie reduziert die Verhornung der Talgdrüsen,
  ist entzündungshemmend und wirkt antibakteriell. Die Säure
  gibt es aktuell in 15-prozentiger Konzentration als Gel (eher

leicht) und in höherer Dosierung (20 Prozent) als Creme (fettiger). Wir haben die Erfahrung gemacht, dass das Gel trotz leichterer Dosierung besser wirkt.

Systemische Therapie

Gegen Akne wirken, über den Mund eingenommen, drei große Substanzgruppen: Antibiotika, Isotretinoin und bei Frauen auch orale Kontrazeptiva (Antibabypille).

* Orale Kontrazeptiva: Die Pille wirkt nicht nur empfängnisverhütend, sondern auch gegen Akne. Sie unterdrückt männliche Geschlechtshormone (sogenannte Androgene, z. B. Testosteron) und wirkt so hautbildverfeinernd. Meistens wird sie gegen Akne jedoch in Kombination mit topischen Medikamenten und/oder systemischen Retinoiden verschrieben.
* Antibiotika: Sie wirken gegen Akne-Keime und unterdrücken Entzündungsfolgen. Weil es jedoch nur wenige aussagekräftige Studien über ihre Wirksamkeit gibt, wird die Gabe immer genau abgewägt. Somit haben Antibiotika aktuell nicht mehr den größten Stellenwert in der Akne-Therapie und werden meist nur bei stark entzündlichen Varianten verordnet.
* Orales Isotretinoin: Das wohl härteste, aber auch wirksamste Akne-Medikament ist Isotretinoin (Vitamin-A-Säure-Derivat). Als einziges Medikament beeinflusst es drei der vier akneauslösenden Faktoren (erhöhte Talgproduktion, Verhornungsstörung, Bakterienbesiedlung), bringt allerdings zahlreiche Nebenwirkungen mit sich. Patienten klagen unter anderem über psychische Veränderungen, Erhöhung der Blutfette sowie der Leber- und Nierenwerte, Knochen- und Gelenkschmerzen

sowie trockene Lippen. Außerdem ist Isotretinoin stark tera-
togen, also fruchtschädigend im Falle einer Schwangerschaft,
deshalb muss man, wenn man Isotretinoin einnimmt, eine sichere und zumeist doppelte Verhütungsmethode wählen. Eine
niedrigere Dosierung als früher verordnet ist heute das Mittel
der Wahl, sie erreicht gute Erfolge und umgeht viele Nebenwirkungen. Es beugt entstellender Aknenarbenbildung vor
und ist zusätzlich das einzige Mittel, welches die Talgdrüsen
dauerhaft verkleinert.

NICE TO KNOW

*Vor allem in arabischen Ländern und auch in Hollywood wird
Isotretinoin zur Hautbildverfeinerung verwendet. In Deutschland ist es dafür nicht zugelassen.*

Wie kann man Aknenarben therapieren?

Niemand muss als lebenslange Erinnerung an die Jugend Aknenarben im Gesicht tragen. Es gibt einige tolle Möglichkeiten,
diese deutlich zu verringern. Das setzt beim Arzt allerdings Erfahrung voraus, denn nicht jedes Mittel wirkt gegen jede Form
von Aknenarben. Pauschal lässt sich diese Frage also nicht beantworten.

Was hilft gegen rötliche Narben?

Bei rötlichen Aknenarben ist z. B. der Pulsed Dye Laser das Mittel der Wahl. Er zerstört einerseits Pigmentzellen und anderer-

seits kleinste Gefäße, die für die Verfärbung der Haut ursächlich sind. Alternativ können auch andere Lasertypen angewandt werden.

Wie kann man die Einziehungen behandeln?

Es gibt kleine, tiefe Narben in »Eispickel-Form«, größere, nicht so tiefe Einziehungen (»Boxcar«) und gerollte Aknenarben. Für alle Formen gibt es mehrere Therapie-Optionen:

Laser wirken wirklich ein wenig wie Luke Skywalkers Lichtschwert. Sie tragen entweder die obersten Hautschichten ab (ablativer Laser) und stimulieren dadurch Wundheilung und Kollagenneubildung, oder sie stimulieren durch punktuelles Triezen der Haut nur die Kollagenbildung. Microneedling setzt durch kleine Einstiche die Wundheilungsmechanismen in Gang, was in der Folge tiefere Stellen auffüllt. Der Vorgang ist ein wenig martialisch, immerhin setzt das benutzte Gerät bis zu 100 Einstiche pro Sekunde, und als angenehm kann man den Vorgang kaum bezeichnen. Schmerzhaft ist er allerdings auch nicht, die Nadeln dringen meist nur einen halben Millimeter tief in die Haut ein. Bei tiefen Narben können allerdings auch bis zu zwei Millimeter Eindringtiefe nötig sein, was durchaus spürbar ist und deshalb nur in ärztlicher Hand erfolgen sollte. Das Gute daran ist, dass die Einstiche schon nach wenigen Tagen verheilt sind. Man kann diese Methode auch mit PRP (Platelet Rich Plasma) verbessern (mehr dazu ab Seite 189). Last but not least eine unblutige Option: Radiofrequenz (mehr dazu ab Seite 86) verletzt die Haut gezielt durch Hitze, es wird als Reaktion vermehrt Kollagen gebildet, die Narbe füllt sich auf.

Was bringen Peelings?

Bei den Boxcar und den gerollten Aknenarben kann zusätzlich mit Dermabrasion/Microdermabrasion und chemischen Peelings gearbeitet werden. Ziel dieser beiden Behandlungen ist es, die äußeren Hautschichten »abzuschilfern«, was die Wundheilungsmechanismen aktiviert und die Kollagenproduktion auch in den eingesunkenen Bereichen ankurbelt.

Lassen sich auch sehr tiefe, große Narben abmildern?

Bei schweren Aknenarben und Eispickel-Narben kann man zusätzlich zu den herkömmlichen Therapien noch eine sogenannte Punch-Exzision durchführen. Hierbei stanzt man die Läsion sauber aus und bewirkt dadurch ein schöneres Abheilen. Bei der Subcision bewegt man eine scharfe Nadel unter der Narbe, was verkürzte Bindegewebsstränge kappt und so die Hautoberfläche glättet – eine vor allem für die rollenden Narben geeignete, aber schmerzhafte Methode. Wenn all das nicht hilft, bleibt noch der Einsatz von Fillern, mit denen die Narben quasi aufgepolstert werden. Vor allem für punktuelle Einziehungen eine gute, aber kostspielige Methode – die Substanzen sind relativ teuer (1 ml ca. 300–500 Euro) und haben eine begrenzte Haltbarkeit, bevor sie vom Körper resorbiert werden (ca. drei bis fünf Monate, je nach Substanz und Produkt).

Zweigbetrieb
Besenreiser

Jetzt zu einem kosmetischen Problem, das sehr, sehr viele Frauen stört: kleine sichtbare Blutgefäße, hauptsächlich an den Beinen.

Die an winzige Äste erinnernden, je nach Hautfarbe mehr oder minder auffälligen hellroten bis dunkelblauen Äderchen werden Besenreiser genannt, weil sie an Reisigzweige erinnern, die noch heute zu nostalgischen Besen zusammengebunden werden – daher der »Besen« am Bein. Weder schmerzen Besenreiser, noch geht eine gesundheitliche Gefahr von ihnen aus. Weil sie das Erscheinungsbild der Beine stark zeichnen und bei entsprechendem Kolorit sogar durch Nylons hindurch zu erkennen sind, bitten Betroffene dennoch häufig den Dermatologen um Hilfe. Zum Glück, denn die an sich harmlosen veränderten Gefäße können erstens gut behandelt werden und zweitens auf tiefer liegende, die Gesundheit sehr wohl beeinträchtigende Probleme hinweisen.

AUF EIN WORT

Besenreiser heißen in Medizinerdeutsch Varizen, doch die Begriffe sind nicht deckungsgleich. Verwirrend? Im Klartext: Besenreiser stehen zu Varizen wie Äpfel zu Obst. Alle Besenreiser sind Varizen, aber nicht alle Varizen sind Besenreiser. Als Varizen bezeichnen Ärzte alle erweiterten, sichtbaren Venen, also auch Krampfadern.

Wieso haben nur einige Männer, aber sehr viele Frauen Besenreiser?

Bindegewebsschwäche allein verursacht zwar keine Besenreiser, aber sie begünstigt sie – und Frauen haben von Natur aus ein schwächeres Bindegewebe.

Gibt es einen Unterschied zwischen sichtbaren Äderchen im Gesicht und an den Beinen?

Beides ist ein und dieselbe Konsequenz verschiedener körperlicher Prozesse. Um es an einem Beispiel zu illustrieren: Ob man im Stau in der Sonne steht oder ob die Heizung auf Hochtouren läuft, sind zwei Paar Schuhe, aber in beiden Fällen wird es im Auto verdammt warm. Bei den Äderchen liegt die Gemeinsamkeit darin, dass sich die Blutgefäße nicht bilderbuchmäßig zusammenziehen und sukzessive erweitern, man könnte auch etwas weniger diplomatisch sagen: ausleiern. Die Ursachen machen den Unterschied. Teleangiektasien, so heißen die sichtbaren Gefäßenden im Gesicht, sind genetisch begründet. Die Varizen an den Beinen sind die Folge des dauerhaft erhöhten Drucks, dem die Gefäße an den Beinen naturgemäß, der Schwerkraft sei Dank, ausgesetzt sind (es sei denn, wir machen gerade Kopfstand oder legen die Beine hoch).

Sind Besenreiser kleine Krampfadern?

Technisch gesehen, ja. Besenreiser kommen aber nur im oberflächlichen Venensystem vor, während man vor allem Störungen im tiefen Venensystem als Krampfader bezeichnet. Meistens entstehen Besenreiser unabhängig von einer tiefen Venenschwäche. Trotzdem sollte man einen Gefäßspezialisten aufsuchen, wenn sie unvermittelt auftreten. Es kommt – wenn auch nur selten – vor, dass auch die tiefen Venen betroffen sind. Das kann der Phlebologe, also der Spezialist für Gefäße, durch Ultraschall feststellen. Für den Fall, dass die tiefen Venen berührt sind, raten wir zu einer Behandlung.

Wieso leiern Gefäße überhaupt aus?

Das erklärt sich, wenn man den Blutkreislauf versteht. Das Herz pumpt sauerstoffreiches Blut in die Arterien, die es durch Muskeln in den Gefäßwänden bis zur entlegensten Stelle vorantreiben. Ist das Blut in der Körperperipherie angelangt, wird ihm Sauerstoff entzogen, um Muskeln und Zellen zu versorgen. Auf dem Rückweg zum Herzen fließt das Blut durch Venen, die im Gegensatz zu den Arterien keine Muskulatur in ihren Wänden haben. Damit ihr Gepäck beim Herzen ankommt, sind sie auf Druck angewiesen. Zum einen erzeugt den das Herz durch eine Sogwirkung, denn wenn es sich kontrahiert, entsteht ein Unterdruck, der das Blut in Richtung Herz fließen lässt. Zum anderen helfen die Muskeln, die rund um das Gefäß liegen, und zwar durch die sogenannte Muskelpumpe. Sie springt jedes Mal an, wenn die Muskeln sich kontrahieren, sprich: wenn wir uns bewegen. Geschieht das nicht oder zu wenig, weil wir mit dem Fahrstuhl in die Tiefgarage, von dort mit dem Auto zum Job und dort wieder mit dem Fahrstuhl zum Bürostuhl fahren, auf dem wir dann einen Tag verbringen, staut sich das Blut in den Venen, und peu à peu weiten sich ihre Gefäßwände. Das wird beschleunigt, wenn die Blutgefäße dauerhaft mit Alkohol und Nikotin gestresst werden – es macht sie durchlässiger und poröser – und wenn das umliegende Bindegewebe weich ist und daher weniger Druck auf die Venen ausübt.

Ich bin 25. Was kann ich tun, damit ich nie oder erst ganz spät Besenreiser bekomme?

Im Grunde beugt alles, was man gemeinhin als gesunden Lebensstil bezeichnet, Besenreisern vor. Das Wichtigste ist tägliche Bewegung. Einmal die Woche Sportkurs ist schon einmal ein guter

Start, lässt aber die Venen sechs Tage und 23 Stunden im Stich. Jeder Schritt, den wir im Alltag gehen, und jede Stufe, die wir nehmen, zählt. Dazu noch Verzicht auf Alkohol und Zigaretten, Schutz des Bindegewebes durch UV-Cremes, ausgewogene Ernährung … Massagen helfen ebenfalls, weil durch den manuellen Druck in den Venen aufgeräumt wird. Und Wechselduschen punkten, weil sie die Blutgefäße trainieren, die sich durch Wärme ja vergrößern und durch Kälte wieder zusammenziehen.

HEY, BABY

Viele Frauen klagen gerade nach der Schwangerschaft darüber, dass sie auf einmal Besenreiser bekommen haben. Das kommt dadurch, dass sich in der Schwangerschaft der Hormonhaushalt umstellt, das Bindegewebe also noch weicher wird und Bewegung häufig schwerfällt. Präventiv hilft alles, was wir zuvor schon genannt haben. Eine weitere Möglichkeit sind Kompressionsstrümpfe oder »Bodyforming«-Strumpfhosen, sie simulieren gewissermaßen ein bombenfestes Bindegewebe. Und im Zweifel würden wir immer empfehlen, so oft wie möglich die Beine hochzulegen, und zwar so, dass man in der Körpermitte nicht abknickt, sondern relativ ausgestreckt liegt.

Wie lassen sich Besenreiser am besten entfernen?

Es gibt viele bewährte Methoden, die ausgeleierten Äderchen zu entfernen. Man kann einen Schaum in sie hineinspritzen, der sie quasi von innen verklebt – dieser Vorgang heißt Sklerosierung und ist das Mittel der Wahl. Fließt kein Blut mehr durch sie hindurch, betrachtet sie der Körper als Ballast und baut sie langsam ab. Auch Laser, die ihre Energie in den Pigmenten der Besenreiser entladen, helfen, wenn auch nur unter der Prämisse, dass der exakt passende Laser gewählt wird. Die besten Studienergebnisse gibt es für den Nd:YAGLaser. Beide Methoden brauchen aber einige Anläufe, um des Problems Herr zu werden, und können das kosmetische Problem zunächst verstärken. Von der Patientin ist also wieder einmal Geduld gefragt. Mit Nebenwirkungen ist so gut wie kaum zu rechnen, bis auf sehr selten beschriebene Pigmentveränderungen infolge des Lasereinsatzes gibt es keine nennenswerten Schattenseiten.

Fast ebenso wichtig wie das »Wie?« erscheint uns in puncto Behandlung auch das »Wo?«. Phlebologen untersuchen vor dem Eingriff die Besenreiser per Ultraschall oder Lichtlupe (»Transluminescenz-Untersuchung«) und können dadurch nicht nur tiefer liegende Probleme ausschließen, sondern auch den Besenreiser besser durchleuchten. Oft reicht es nämlich, die jeweilige Zugangsleitung zu kappen. Eine elegante Lösung, denn unterbricht man die Nährvene (»feeder vein«), die den Besenreiser überfrachtet, hat auch sein letztes Stündlein geschlagen.

Offene Grenzen
Neurodermitis

Neurodermitis, auch atopisches Ekzem oder atopische Dermatitis genannt, betrifft etwa 15 Prozent der Deutschen – und das meist schon von Kindesbeinen an. Etwa 60 Prozent aller Fälle

treten bei Babys auf, noch vor dem fünften Geburtstag erwischt
es weitere 25 Prozent. Eine Heilung gibt es nicht, allenfalls Ru-
hephasen, denn die chronische Erkrankung verläuft schubwei-
se. Doch obwohl allein in Deutschland rund 12 Millionen Menschen betroffen sind, bleiben sehr grundlegende Fragen offen,
zum Beispiel:

Ist das ansteckend?
Nein. Punkt.

Ist es wirklich so schlimm, an betroffenen Stellen zu kratzen?
Neurodermitis zeigt sich vor allem durch trockene, sehr schup-
pige und gerötete Haut mit einem extremen Juckreiz. Diesen
Juckreiz beklagen die Patienten am meisten, viele berichten, dass
er sie psychisch belastet, schon allein deshalb, weil er ihnen den
Schlaf raubt. Kratzen ist aber dennoch ein No-Go, denn je mehr
man kratzt, umso mehr Irritationen schafft man und umso mehr
Juckreiz hat man wieder – und so weiter und so fort. Ein echter
Teufelskreis.

Wie genau entsteht die Krankheit?
So ganz genau kann die Medizin diese Frage noch nicht beantworten. Fest stehen viele Faktoren, allen voran eine genetische Komponente. Die Psyche spielt mit, genau wie verschiedene Umwelteinflüsse. In diesem Kontext wollen wir erklären, was
»atopisch« überhaupt heißt. Als atopisch bezeichnet man Krankheiten, die auftreten, wenn man über Atemwege, Magen-Darm-
Trakt oder Haut Kontakt mit natürlichen Umweltstoffen hat, und

darauf wird mit einer erhöhten Bildung von Immunglobulinen (Antikörpern) reagiert. Gemeinsam mit dem Asthma bronchiale, also dem ganz normalen Asthma, und der allergischen Rhinokonjunktivitis, also dem sogenannten Heuschnupfen, bildet die Neurodermitis die atopische Trias. Sprich: Diese drei Krankheiten treten häufig gemeinsam auf.

Was passiert bei Neurodermitis mit der Haut?

Zum einen ist die Barrierefunktion der Haut gestört, weil Strukturproteine geschädigt sind (vermutlich durch einen Gendefekt, hier wird oft Filaggrin als hauptsächlich betroffene Struktur diskutiert). Die Hornschicht wird daher gewissermaßen löchrig, die Haut trocknet stark aus, und Keime, physikalische sowie chemische Reize führen zu zunehmenden Entzündungen. Es entsteht ein Ausschlag mit Juckreiz, Schorf und Rötungen. Neurodermitis betrifft aber nicht nur die Haut.

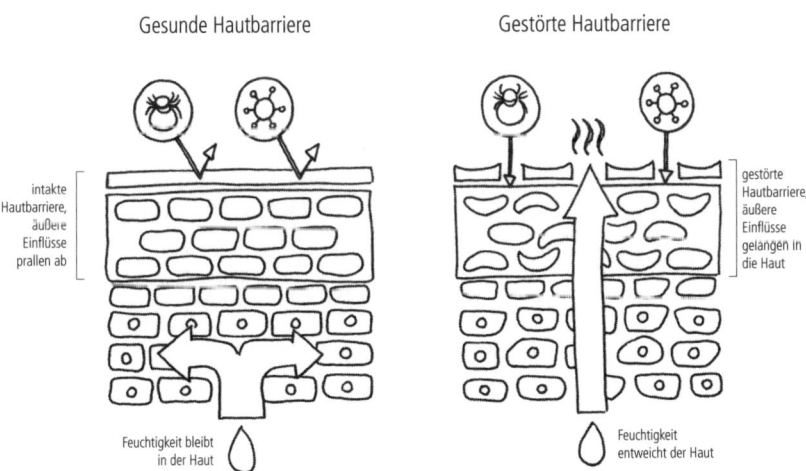

Gesunde Hautbarriere   Gestörte Hautbarriere

intakte Hautbarriere, äußere Einflüsse prallen ab

gestörte Hautbarriere, äußere Einflüsse gelangen in die Haut

Feuchtigkeit bleibt in der Haut

Feuchtigkeit entweicht der Haut

Weil bei dieser Krankheit die äußerste Schutzschicht durchlässig ist, muss das Immunsystem mehr leisten. Dadurch steigt das Risiko, Allergien etwa gegen Pollen zu entwickeln.

Gibt es eine Anti-Neurodermitis-Diät?

Das ist bei einem kleinen Teil der Betroffenen der Fall, allerdings kann man das weder pauschalisieren noch gibt es relevante Studien, die nachweisen, dass Neurodermitis-Patienten wirklich intolerant gegenüber bestimmten Lebensmittelgruppen sind. Viele Patienten stellen aber für sich persönlich eine Verbesserung fest, wenn sie auf bestimmte Lebensmittelgruppen verzichten. Eine neue Studie hat gezeigt, dass Paleo-Ernährung das atopische Risiko nennenswert senken kann. Das Weglassen von Weißbrot oder auch glutenfreie Ernährung kann ähnliche Ergebnisse bringen. Kurz: Die Frage kann man nur im Einzelfall beantworten. Herumprobieren, so anstrengend das auch ist, hilft meist am besten.

ALLER GUTEN DINGE SIND DREI

Dummerweise machen viele Patienten beim Herumprobieren Fehler. Wenn sie ein Nahrungsmittel weglassen und die Haut dadurch besser wird, dann meiden sie es für immer. Wenn das nicht nur bei einem, sondern gleich bei mehreren Nahrungsmitteln passiert, treten mit der Zeit Mangelernährungen auf. Unser Tipp: Lassen Sie ein Nahrungsmittel mindestens dreimal für jeweils eine Woche weg. Wenn sich nach allen drei Auslassversuchen die Haut merklich bessert, ist es ein starkes Indiz dafür, dass dieses Nahrungsmittel Ihrer Haut schadet.

Was kann der Arzt tun?

Bei akuten Schüben hilft Hautpflege allein nicht weiter, dann empfehlen wir kortisonhaltige Präparate. Sie bekämpfen zwar nicht die Ursache, durchbrechen aber den oben beschriebenen Teufelskreis, indem sie das Immunsystem ruhigstellen. Ebenfalls kann UV-Licht guttun. Viele Dermatologen haben Lichtkabinen, in denen die Patienten am ganzen Körper mit einer genau festgelegten Dosis an UV-A- und/oder UV-B-Licht bestrahlt werden.

Kann man sich allein helfen?

Richtige Hautpflege ist ein Grundpfeiler der erfolgreichen Neurodermitis-Therapie. Tägliche Pflege mit rückfettenden, also die Hornschicht langfristig aufbauenden Stoffen ist das A und O. Ärzte empfehlen als rückfettende Wirkstoffe vor allem Glyzerin und Harnstoff (Urea). Was wir den Patienten auch anraten, ist ein konsequenter Verzicht auf Duschgele, weil deren waschaktive Substanzen die Barriereschicht quasi aufbrechen. Ähnlich wie bei Spülmittel sind diese Stoffe dazu da, Fette zu zerstören – leider auch die Fette der Haut. Bröckelt der Mörtel einer Ziegelmauer, bringt es auch nichts, die Wand neu zu verputzen – und genauso ist es bei der Haut. Der Aufbau der körpereigenen Barriereschicht, also der Bau der Mauer, ist hochkomplex. Ist er gestört, so helfen auch alle Cremes nicht. Das Gleiche gilt für sämtliche potenziell stressenden Zusatzstoffe wie Parfüm, Farbstoffe, Konservierungsmittel. Je weniger der durchlässigen Haut zugemutet wird, desto besser. Das gilt auch für Belastung etwa durch Zigarettenrauch und trockene Raumluft. Und bei der Planung des nächsten Urlaubs sollte man dem Meer den Vorzug geben: Fast einhellig berichten Patienten, dass ihre Symptome sich unter Seeluft erheblich bessern. Der Grund liegt in der Sauberkeit und dem Salzgehalt der Luft – beides wirkt sich positiv aus. Zusätzlich wird die Hautbarriereschicht durch Sonne verdickt, und es bildet sich die sogenannte Lichtschwiele aus.

JUGEND FORSCHT

Den Unterschied zwischen den Wirkweisen von Seife und Duschgel kann man in einem einfachen Versuch nachvollziehen. Geben Sie beim nächsten Abwasch einmal einen Klecks Duschgel in die fettige Pfanne. Sie werden sehen, dass das Fett sich löst. Zwar nicht ganz so gut wie beim Spülmittel, aber immerhin. Macht man das Gleiche mit dem Schaum einer Seife, passiert so ziemlich nichts. Das illustriert, wieso wir von Duschgel nicht viel halten, erst recht nicht auf trockener Haut.

Helfen pflanzliche Öle?

In sehr guter, frischer Qualität und sparsam aufgetragen, können Öle mit ungesättigten Fettsäuren helfen, zum Beispiel Nachtkerzenöl. Manche Patienten schwören auch auf Olivenöl. Allerdings darf man sie nicht zu großflächig und üppig dosieren, denn dann kann der Effekt ins Gegenteil umschlagen, da der Haut die eigenen wertvollen Fette entzogen werden könnten.

Schlecht geschlafen?
Augenringe

Es ist einfach gemein. Trotz Verzicht auf wildes Treiben bis tief in die Nacht wachen viele Menschen morgens mit Augenringen auf, und egal, was sie ihren Mitmenschen sagen – die werden sich doch manchmal fragen, ob da nicht jemand klammheimlich um die Häuser zieht.

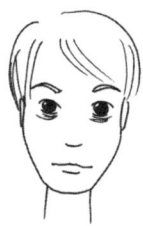

Woher rühren die dunklen Schatten unter dem Auge?

Dafür kommen verschiedene Ursachen infrage. Zunächst einmal ist Haut ja nicht gleich Haut. In der Augenregion – auch auf den Lidern – ist sie so dünn, dass die hier zahlreich verlaufenden Blutgefäße vermehrt durchschimmern. Wenn nun etwas den Sauerstoffgehalt im Blut verringert, wird das Blut dunkler, und es entstehen dunkle Schatten. Verursacher können Noxen wie etwa Nikotin oder Alkohol sein. Das Gleiche gilt für kurzes Schlafen oder Schlafen bei schlechter Luft. Bei geöffnetem Fenster zu schlafen kann Augenringe vermindern, glauben Sie uns! Vielleicht hilft auch eine Maßnahme, die sogar bei Depression empfohlen wird: Schwere Bettdecken scheinen eine Schlaf fördernde Wirkung zu haben, weil sie offenbar ein Gefühl von Geborgenheit vermitteln.

Zurück zu den Augen. Oft sind aber weder Blutfarbe noch Haut-
dicke entscheidend für die Entstehung von Augenringen, sondern
zu viel dunkler Farbstoff in der Haut – also eine Hyperpigmentierung. In jedem Fall verstärken sich Augenringe im Alter, weil
dann das subkutane Fett schwindet und die Gefäße stärker durch
die immer dünner werdende Haut hindurchscheinen.

Sind Augenringe ein Grund für einen Arztbesuch?

Wenn sie plötzlich auftreten: ja. Augenringe können Erschei-
nungsbilder von Krankheiten sein, zum Beispiel von Leber-
krankheiten, Schilddrüsenunterfunktionen und Depressionen.
Auch können sie durch einen Mangel ausgelöst werden, etwa an
Eisen oder an Vitamin C, durch den das Blut sauerstoffärmer
und dunkler wird. Alles gute Gründe, beim Hausarzt die Blutwerte checken zu lassen.

Sind Augenringe ein Zeichen für einen ungesunden Lebenswandel?

Ja und nein. Wer raucht, viel Alkohol und wenig Wasser trinkt
und sich einseitig ernährt, wird immer deutlichere Augenringe
haben, als er müsste. Dünne Haut an sich hängt aber nicht mit
dem Lebenswandel zusammen, ein Grund, wieso kleine Kinder
häufig starke Augenringe haben (obwohl diese weder trinken
noch rauchen).

Warum sind Augen morgens geschwollen?

Wenn man liegt, ist das Lymphsystem meist weniger aktiv. Dadurch kann sich nicht nur die Lymphe unter dem Auge stauen,
sondern auch die Haut zunehmend dünner werden. Eine sehr

einfache Gegenmaßnahme sind höhere Kissen oder Keilkissen, die durch die leicht erhöhte Lage des Kopfes die Stauungen gar nicht erst ermöglichen.

Helfen frei verkäufliche Augencremes wirklich?

Ja, wenn auch nur vorübergehend und in Grenzen. Indem eine Creme, etwa mit Hyaluronsäure, die Haut aufpolstert, vermehrt sie das Volumen zwischen der Oberfläche und den Blutgefäßen – die Schatten lassen nach. Solche Cremes gibt es auch mit lichtreflektierenden Pigmenten. Sie verstecken das Problem optisch.

DON'T DO IT!

Der Geheimtipp und ein echter Klassiker in diversen Internetforen: Hämorrhoiden-Salbe gegen Augenringe. Leider, finden Haut- und Augenärzte, denn die Produkte enthalten zwar gefäßverengende Inhaltsstoffe, sind aber in ihrer Formulierung absolut nicht für den Augenbereich geeignet. Die dünne und empfindliche Haut am Auge verträgt die Formeln nicht. Darüber hinaus verbreiten sich die Produkte viel zu stark auf der Haut, Fachleute nennen das »Spreiten«. Deshalb können sie leicht ins Auge kriechen und Reizungen auslösen.

Welche Methoden hat die Ästhetische Medizin gegen Augenringe parat?

Sind Pigmentverschiebungen die Ursache, bieten sich zum einen Bleaching-Cremes an, die die Haut depigmentieren. Sie muss man sechs Monate verwenden, bis man einen Effekt sieht, das heißt, sie sind eher eine langfristige Lösung und nichts für Ungeduldige. Eine weitere Methode stellen auch chemische Peelings dar, etwa Fruchtsäure-Peelings, die die hyperpigmentierte Haut oberflächlich abtragen. Hier muss man allerdings bedenken, dass viel nicht immer viel hilft. Wenn man zu heftig peelt, kann dies eine Gegenreaktion auslösen, in deren Folge der Körper noch mehr Melanin bildet und wieder Hyperpigmentierungen entstehen.

Zusätzlich kann der Arzt den Hautfarbstoff mit einem speziellen IPL-Laser spalten, er wird in Folge vom Körper resorbiert, und die Haut wird heller. Auch PRP (mehr dazu ab Seite 189), das »Allzweckmittel« in der Ästhetischen Medizin, hilft. Die Injektion stimuliert die Fibroblasten, jene Zellfabriken, denen wir das Kollagen in der Haut zu verdanken haben. Mehr Kollagen = dickere Haut = weniger Schatten, eine einfache Rechnung.

Helfen Filler?

Unbedingt! Man kann die dünne Haut mit Hyaluronsäure aufpolstern oder mit zuvor an einer anderen Körperstelle entnommenem aufbereitetem Eigenfett. Meist wird dabei seitlich erst mit einer spitzen Kanüle ein Zugang unter die Haut gesetzt und dann mit einer stumpfen langen Nadel der Filler oberflächlich unter der Haut verteilt. Die stumpfe Nadel verringert das Risiko, dass Gefäße verletzt werden und Blutergüsse entstehen. Dies kann aber dennoch passieren, das muss man ganz klar sagen. Ob Blutergüsse kommen oder nicht, ist aufgrund der Empfindlichkeit dieser Hautpartie eher Glückssache als ein Indiz für schlampiges Arbeiten. Das Risiko für größere Verletzungen ist allerdings überaus gering.

Aufgepolstert
Zellulite

Zellulite – eines der Dinge, die Frauen am meisten hassen! Obwohl 80 bis 90 Prozent aller Frauen Orangenhaut haben, hinkt die Forschung bei diesem Thema extrem hinterher. Die Entstehung ist noch immer nicht vollends entschlüsselt, und es kursieren viele Mythen, die zu einer Vielzahl verschiedener Therapieansätze führen, welche dann leider nur wenig bis gar nichts bewirken, außer die Kassen der Anbieter aufzufüllen.

AUF EIN WORT

Zellulite oder auch Cellulite ist der Begriff für die typisch weibliche Hautveränderung. Zellulitis (bzw. Cellulitis) gibt es auch, aber dieser Begriff bezeichnet eine bakteriell bedingte, behandlungsbedürftige Entzündung der Lederhaut, unter der auch Männer und Kinder leiden. Oft werden die beiden Begriffe verwechselt, dann sind Zweifel an der Kompetenz des »Absenders« mehr als angebracht.

Wieso sind auch schlanke Frauen betroffen?

Der genaue Entstehungsmechanismus von Zellulite ist zwar noch unbekannt, aber es wurde gezeigt, dass sich bei Zellulite im Unterhautfettgewebe durch verminderte Sauerstoffversorgung bestimmte Bindegewebszüge bilden, sogenannte Septen. Die-

se ziehen die Haut straff nach unten, während sich die anderen
Stellen ausbeulen – ähnlich wie das Polster bei einem Chippen-
dale-Sofa. Der Effekt funktioniert auch bei einem dünnen Polster, mit anderen Worten: bei schlanken Frauen. Hinzu kommt
die Hautstruktur. Je weniger straffende und elastische Fasern die
Haut zusammenhalten, desto leichter zeichnen sich die Polster
ab. Außerdem spielen Gefäßveränderungen, Hormonschwan-
kungen und entzündliche Prozesse eine Rolle, die ebenfalls kein
Übergewicht voraussetzen. All diese Faktoren wirken vermutlich
bei der Bildung von Zellulite zusammen.

Bekommen Männer nie Zellulite?

Oh doch. Darüber wird kaum gesprochen, aber etwa zehn Prozent der Männer sind auch betroffen. Ein relativ hoher Östro-
genspiegel ist die Ursache.

Sind Diät und Sport wirklich die Allheilmittel?

Nur in Grenzen. Eine ballaststoffreiche, bewusste Ernährung,
Sport und ein vernünftiges Gewicht bekämpfen zwar nicht Ursachen, verringern aber die Fettpolster, die sich bei Zellulite abzeichnen. Auch wenn man bei dem Chippendale-Polster den Schaum-
stoff wegnimmt, sieht man die Knöpfe nicht mehr so deutlich. Sie
wirken also gut. Ein Jo-Jo-Effekt nach Diäten schadet hingegen
dem Bindegewebe, verschlimmert also langfristig nur die Zellulite.

Meine Mutter hat Zellulite. Bekomme ich sie auch?

Nein! Es ist zwar eine familiäre Häufung bekannt, aber dies heißt
nur, dass man eine höhere Wahrscheinlichkeit hat, Zellulite zu
bekommen. Zwangsläufig geschieht das nicht.

Zellulite-Cremes, Massagen, kalte Duschen – was darf ich mir davon erhoffen?

Der Markt für topische Therapien boomt. Koffein, Retinol oder andere Stoffe in Bodylotions sollen entweder die lokale Fettverbrennung ankurbeln, die Hautqualität verbessern oder die Blutzirkulation stimulieren, genau wie Massagen und Wechselduschen. Doch egal, wie fleißig man solche Hautpflege betreibt, gegen Bindegewebssepten, Kollagenschwäche und entzündliche Prozesse werden sie nur wenig ausrichten. Eine Vielzahl an Studien attestiert kosmetischen Produkten nur eine minimale oder gar keine Wirkung.

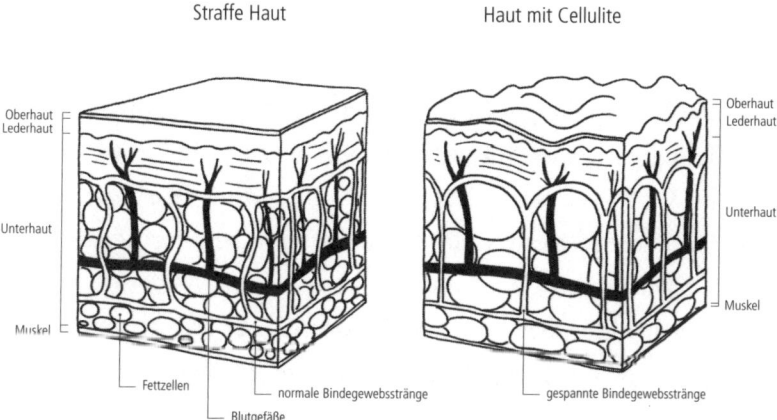

Straffe Haut — Haut mit Cellulite

Oberhaut
Lederhaut
Unterhaut
Muskel
Fettzellen
normale Bindegewebsstränge
Blutgefäße
Oberhaut
Lederhaut
Unterhaut
Muskel
gespannte Bindegewebsstränge

Wie gut wirken die Methoden der Ästhetischen Medizin?

- Kompression: Das Tragen von Kompressionswäsche konnte keinen nachweislichen Effekt auf die Zellulite-Bildung zeigen.
- Endermologie: Die Endermologie ist eine Form der Tiefenmassage. Viele Zentren bewerben eine große Wirksamkeit die-

ser Therapie, es gibt jedoch kaum Studien, die das belegen. Wenn überhaupt Effekte beschrieben werden, werden sie nur als minimal bezeichnet.

- Radiofrequenztherapie: Diese Therapie erhitzt mit Radiofrequenzwellen das Unterhautgewebe. Dadurch soll Kollagen zerstört werden und sich das Gewebe im Heilungsprozess straffen. Obwohl die Radiofrequenztherapie oft gegen Zellulite eingesetzt wird, ist die Effektivität unklar.
- Carboxytherapie: Durch Injektion von CO_2 in bzw. unter die Haut werden die Blutgefäße weiter, da der Körper glaubt, dass das Areal weniger durchblutet wird. Dadurch sollen auch Bindegewebszüge, die auslösend für Zellulite sein sollen, aufgelöst werden. Zumindest kurzfristig zeigt diese Methode ganz gute Effekte.
- Intense Pulsed Light (IPL): Laut einigen Studien kann die IPL-Methode zu einer Verbesserung um bis zu 50 Prozent führen. Die Wirkweise baut darauf, dass der Körper die durch die Lichtblitze gestressten Bindegewebsfasern besser erneuert, als sie zuvor waren.
- Lasertherapie: Der Low Level Dioden Laser arbeitet im Prinzip wie die IPL-Lampe, nur stärker. Je nach eingesetztem Laser kann sich dadurch das Hautbild um 20 bis 60 Prozent verbessern. Neodym-YAG Laser zeigen keine Effektivität, Laser mit einer Frequenz von 1440 nm jedoch schon. Deswegen ist es essenziell, sich vor einer Behandlung darüber zu informieren, welcher Laser eingesetzt wird, denn Laser ist nicht gleich Laser!
- Subzision: Bei der Subzision wird unter lokaler Betäubung eine Nadel unter die Haut eingeführt, um die Bindegewebssepten zu kappen. Die Methode wirkt sehr gut und ist außer einer gu-

ten Fettabsaugung die einzige Möglichkeit, das Erscheinungsbild von Zellulite nachhaltig zu verbessern.

• Stoßwellentherapie: Stoßwellen sind Druckwellen, mit denen man auch Krankheiten wie Nierensteine erfolgreich behandelt. Sie sollen gegen Zellulite den Zellumsatz steigern, die Hautelastizität und den Lymphfluss verbessern. Auch wenn sich dieses Verfahren noch nicht ganz durchgesetzt hat, werden doch zu einem großen Teil gute Ergebnisse beschrieben. Laut Studien ist diese Methode die effektivste am Markt.

GRADMESSER

Bei der Behandlung werden drei Schweregrade der Zellulite unterteilt:

Stadium 1: Man sieht keinerlei Veränderungen, außer man schiebt die Haut zusammen (»Pinch-Test«). Bei diesem Test wellt sich die Haut nicht normal, sondern mit kleinen Dellen, ähnlich der Schale einer Orange.

Stadium 2: Im Stehen sind betroffene Hautstellen nicht glatt, sondern zeigen deutliche Unebenheiten. Man spricht vom »Matratzen-Phänomen«, weil die Haut mit ihren Einziehungen einer Matratze gleicht.

Stadium 3: Das Matratzen-Phänomen ist immer da, egal, ob man liegt oder steht.

Wir sind gekommen, um zu bleiben
Dehnungsstreifen

Schwangerschaft, Gewichtszunahme, Wachstum: Immer wenn die Haut sich stark dehnen muss, kann die Unterhaut reißen. Nicht selten sehen wir diese Risse, übrigens auch bei begeisterten »Pumpern«, die in kurzer Zeit (zu?) viel Muskelmasse aufbauen. In der medizinischen Fachsprache heißen Dehnungsstreifen Striae cutis atrophicae oder distensae, was bedeutet, dass die Haut verkümmert bzw. gerissen ist. Um es ganz klar zu sagen: Ein Gegenmittel, dessen Wirksamkeit durch Studien belegt ist, gibt es nicht. Die Risse sind zunächst meist dunkler als die sie umgebende Haut und blau-rötlich verfärbt. Im Laufe der Zeit werden sie zu hellen Narben.

Anbieter versprechen Abhilfe. Was ist dran?
Auch wir kennen Kollegen, die Striae behandeln. Etwa, indem sie PRP mit Laser kombinieren, Unterspritzungen mit Eigenfett vornehmen oder das Allheilmittel CO_2-Laser nutzen. Das alles mag eine minimale Verbesserung erreichen, hilft aber nicht wirklich. Die Risse in der Haut sind meist irreparabel.

Hilft es bei einer Schwangerschaft, präventiv irgendetwas zu machen?
Da scheiden sich die Geister. Unter den jungen Müttern, die keine Dehnungsstreifen aufweisen, gibt es sowohl Anhängerinnen von Öl und Massagen als auch Frauen, die nichts unternommen haben. Umgekehrt sieht's genauso aus, Dehnungsstreifen gibt es

mit und ohne Vorsorge. Unserer Ansicht nach ist die Entwicklung von Dehnungsstreifen vor allem Veranlagungssache. Je besser das Bindegewebe, desto größer auch die Chance, mit Ölen und Massagen etwas zu bewirken.

Was bringen Zupfmassagen?

Es wird Schwangeren immer wieder suggeriert, dass Zupfmassagen helfen, also dass man einzelne Hautfalten hochziehen und massieren soll. Aber ob das wirklich wirkt oder nicht, kann nicht belegt werden – denn wie sollte dazu bitte eine Studie durchgeführt werden?

HOW I WOULD DO IT!

Wenn ich eine Frau wäre und schwanger würde: Ich würde mit Öl massieren, einfach nur, damit ich mir danach nicht vorwerfen kann, dass ich es nicht probiert hätte.
Matthias

Nachwuchs-Sorgen
Haarausfall

Gerecht ist anders! Volles, dichtes Haar bringen wir in Verbindung mit Vitalität, Jugendlichkeit und Gesundheit, und wenn jemand Haare lässt, wirkt das wie ein Synonym für Krankheit und Alter. Kein Wunder, dass sich viele Patienten gestört fühlen, wenn sie unter Haarausfall leiden.

Ab wann hat man eigentlich Haarausfall?

Von Haarausfall (oder in Medizinerdeutsch »Effluvium capillorum«) spricht man, wenn pro Tag mehr als 100 Haare ausfallen. Erst wenn die Haare bereits sichtbar ausgedünnt sind oder kahle Stellen vorliegen, liegt eine Alopezie vor.

Warum ich?

Haarausfall ist zu 95 Prozent genetisch bedingt, man muss sich also zumindest nichts vorwerfen, wenn sich die oberen Zehntausend verdünnisieren. Bei Männern zeigt sich die sogenannte androgenetische Alopezie erst durch Geheimratsecken, dann durch die typische kahle runde Stelle am Hinterkopf. Bei Frauen ist es eher so, dass die Haare vor allem am Oberkopf komplett dünner werden – besonders ab den Wechseljahren, weil dann das Östrogen knapper wird. Man geht davon aus, dass jede zehnte Frau betroffen ist. Die Ursache liegt in beiden Fällen darin, dass die Haarwurzeln empfindlich auf männliche Hormone (»Androgene«) reagieren. Bei entsprechender genetischer Veranlagung haben die Haarwurzeln viele Rezeptoren für besagte männliche Hormone, was eine verkürzte Wachstumsphase der Haare verursacht. Zudem wird das Haare zu wenig mit Nährstoffen versorgt, wächst deshalb vorerst dünner und schließlich gar nicht mehr.

Welche Rolle spielt Stress?

Auch wenn die Mechanismen nicht bis ins letzte Detail bekannt sind, gibt es so viele Berichte über die haarschädigende Wirkung von Stress, dass dieser Faktor ernst genommen werden muss. Etwas verzwickt wird die Analyse, weil Haare im Normalfall nicht während der Belastung ausfallen, sondern erst Monate später.

Während der Belastung (sei es nun die Prüfung, eine Krankheit oder Liebeskummer) scheinen vermehrt Haare in die Ruhephase überzugehen. Weil sie erst Monate später ausfallen, sehen viele Patienten den Zusammenhang nicht.

Helfen Vitamin- oder Mineraltabletten?

Wenn ohne ersichtlichen Grund oder genetische Ursachen vermehrt Haare ausfallen, würden wir unbedingt zu einer Analyse der Blutwerte raten. Oft liegen dann Defizite etwa bei Zink, Eisen oder dem Eisenspeicherwert Ferritin vor. Auch die Hormonwerte sollten überprüft werden. Von frei verkäuflichen Nahrungsergänzungsmitteln raten wir allerdings ab, weil oftmals weder die Qualität noch die Dosierung der Stoffe medizinisch sinnvoll sind. Am besten ist als Prophylaxe immer eine ausgewogene, vollwertige Ernährung.

Mein Vater hat eine Glatze. Ich als sein Sohn bald auch?

Das ist insofern wahrscheinlich, als dass vier von fünf Männern androgenetische Alopezie droht. Mit dem Erbgut des Vaters hat das aber nichts zu tun, das Problem wird über das X-Chromosom vererbt, also über die Mutter. William und Andrew verdanken ihre schüttere Haartracht also nicht Prinz Charles, sondern der Familie von Lady Diana.

Was kann man ohne einen Arztbesuch tun?

Präventiv ist der bekannteste frei verkäufliche Wirkstoff Minoxidil. Rezeptfreies Minoxidil muss täglich als Schaum äußerlich aufgetragen werden. Bei Männern mit leichtem bis mittelstarkem Haarausfall erzielt es in den meisten Fällen passable Ergebnisse, aber nicht immer. Bei Frauen wirkt es verlässlicher, hier ist es das Mittel der Wahl. Es ist leider noch weitgehend ungeklärt, wie Minoxidil wirklich auf das Haarwachstum wirkt. Man vermutet, dass es die Haarwurzeln stimuliert – aber nur, solange diese noch aktiv sind. Das muss man ganz klar sagen: Minoxidil bremst den Haarausfall, lässt aber auf einer Glatze nicht ein einziges Haar wachsen. Es gibt Minoxidil auch in verschreibungspflichtigen Tabletten, diese haben aber eine andere Zulassung und nur als Nebenwirkung Haarverdichtung. Weil Minoxidil in den Hormonhaushalt eingreift, finden wir diese Tablettentherapie gegen Haarausfall zweifelhaft.

Gibt es auch wirksame verschreibungspflichtige Medikamente?

Ja, sie enthalten Finasterid, das vor allem für Männer über 18 Jahren bei mittelstarkem Haarausfall eingesetzt wird. Jugendliche und Frauen dürfen Finasterid nicht nehmen. Der Wirkstoff beeinflusst die Umwandlung von Testosteron in Dihydrotestosteron, was stärker auf die Haarfollikel wirkt. Er greift aber ebenfalls stark in den Hormonstoffwechsel ein. Dadurch können zahlreiche Nebenwirkungen auftreten, etwa Potenzstörungen.

Wie gut sind Haartransplantationen?

Hier hat die Forschung Fortschritte gemacht. Invasiv und kostspielig ist der Eingriff immer noch, aber heute stanzt man einzelne Haarwurzeln an dicht behaarten Stellen wie dem Hinterkopf aus, um mit ihnen kahl werdende Stellen gewissermaßen »aufzuforsten«. Das Ergebnis ist kosmetisch eins a. Das Ausstanzen übernimmt seit Kurzem oft ein Roboter, aber das Platzieren bleibt in

Menschenhand. Es kommt für die Wirkung wirklich auf jedes Haar an! In mehrstündigen Prozeduren wird jedes Härchen sorgfältig ausgewählt und entsprechend der Wuchsrichtung eingepflanzt.

HAARIGE ZEITEN

Was viele nicht wissen: Haarwurzeln arbeiten quasi im Dreischichtbetrieb, sie durchlaufen wieder und wieder einen Zyklus aus drei Phasen. Zuerst hat man die Wachstumsphase (Anagenphase), dann die Übergangsphase (Katagenphase) und zuletzt die Ruhephase (Telogenphase). Nach der Telogenphase fällt das Haar aus, und eine neue Wurzel fängt wieder von vorn an.

In der Wachstumsphase wird die Haarwurzel über die Kopfhaut mit Nährstoffen versorgt und schiebt Millimeter für Millimeter das Haar aus der Haut heraus. Diese Phase dauert bei gesundem Haar ungefähr zwei bis sechs Jahre. In dieser Phase sind die Zellen besonders anfällig für Störungen – wie immer, wenn etwas wächst. Die Folgen zeigen sich aber nicht sofort, sondern Jahre später, wenn das Haar früher abstirbt als nötig.

In der Übergangsphase bekommt die Haarwurzel keine Nährstoffe mehr, die Zellen teilen sich nicht mehr, die Haarwurzel stirbt ab.

In der Ruhephase, die ungefähr zwei bis vier Monate dauert, bleibt die abgestorbene Haarwurzel nebst Haar in der Kopfhaut, bis sie ausfällt und der Zyklus von Neuem beginnt. Das ist bei unter 100 Haaren pro Tag ganz normal.

Gibt es auch minimalinvasive Methoden?

PRP, das Goldene Plasma der Ästhetischen Medizin, wird in letzter Zeit extrem oft auch gegen Haarausfall verwendet. Hierbei wird aus dem Blut das Plasma gewonnen (mehr dazu ab Seite 189) und mit sogenannten Mesospritzen in die Kopfhaut injiziert. Diese Spritzen sind ultrafein und kurz. Eine einmalige PRP-Therapie bringt aber nichts – wir empfehlen den Patienten als Therapieschema fünf bis sechs Sitzungen, über ein Jahr verteilt. Ist das Ergebnis zufriedenstellend, muss man es kontinuierlich mit etwa zwei Sitzungen pro Jahr aufrechterhalten. Auch Frauen mit flächigem Haarausfall profitieren von der Methode, wir wenden sie deshalb gern und erfolgreich an.

Das Chamäleon
Schuppenflechte

Rötliche Haut, belegt mit richtig dicken silbrigen Schuppen – mit diesem Phänomen müssen sich drei von 100 Deutschen auseinandersetzen. Weil Schuppenflechte (oder Psoriasis) vor allem die Streckseiten der Extremitäten betrifft und oft gut sichtbar etwa am Ellenbogen auftritt, kann die Krankheit für Betroffene zu einem starken Stressfaktor werden. Viele berichten, dass andere ihnen nicht die Hand geben wollen aus Angst, sich mit »Wer-weiß-was« anzustecken. Die Angst ist natürlich unbegründet, Schuppenflechte ist nicht ansteckend. Die verbreitete chronisch-entzündliche und in Schüben auftretende Hautkrankheit kann sich im Laufe des Lebens abmildern, verschwindet aber höchstwahrscheinlich nie komplett. Die Schübe können eine unterschiedliche Länge und Ausprägung haben. Ist man bei der Psoriasis-Therapie optimal eingestellt, können dann die Symptome gänzlich verhindert werden. Aber leider kann es auch Phasen geben, in denen man mit der Therapie nicht hinterherkommt. Bis jetzt gibt es keine Heilungsmethode für Psoriasis.

Was löst die Krankheit aus?

Schuppenflechte ist hauptsächlich genetisch bedingt. Eine unserer ersten Fragen an Patienten ist immer: Gibt's das in Ihrer Familie auch? Aber man findet auch äußerliche Auslöser. Zum einen sind das Infektionen – nicht nur auf der Haut. Wir schauen den Patienten immer in den Mund und fragen, wann der letzte Zahnarztbesuch stattfand. Sind die Zähne und vor allem das Zahnfleisch in einem schlechten Zustand, müssen die Patienten parallel zur dermatologischen Behandlung eine Zahnsanierung durchführen lassen. Davon profitiert natürlich der gesamte Organismus, aber es verbessert auch die Psoriasis, weil Zahnfleischprobleme immer mit Keimen wie beispielsweise Streptokokken einhergehen, die Psoriasis-Schübe begünstigen. Das Gleiche gilt für Verletzungen aller Art. Ein Sonnenbrand, eine Schürfwunde, ja sogar ein frisches Tattoo können einen akuten Schub auslösen. Ganz klar steht Stress im Zusammenhang mit einem Schub, genau wie Alkohol, Rauchen und Übergewicht. Und dann gibt es noch verschiedene Medikamente, die die Schübe triggern. Selbst ein Aspirin kann den Stein ins Rollen bringen.

Wenn man Schuppen hat, aber nicht an den Extremitäten – was ist das dann?

Es gibt neben der typischen Schuppenflechte (wenig charmant auch als Psoriasis vulgaris bezeichnet) noch weitere Formen. Die

Psoriasis palmoplantaris etwa, die vor allem Handflächen und Fußsohlen betrifft. Auch die Ohren können betroffen sein, die Kopfhaut und, nicht so selten, wie man meinen könnte, auch das Gesäß, also die Pofalte. Und damit sind wir noch nicht am Ende der Möglichkeiten. Die Krankheit kann auch in die Gelenke wandern, dann spricht man von einer Psoriasisarthritis, oder die Gefäße und verschiedene Organe beeinträchtigen. Man kann auch unter ihr leiden, ohne schuppige Stellen zu entwickeln. Häufig betrifft sie dann die Nägel, wo sie sich ganz anders äußert als auf der restlichen Haut. Wir suchen mit dem Dermatoskop immer nach kleinen runden Vertiefungen und gelblich-braunen Farbeinlagerungen. Liegen diese Symptome vor, spricht man von Tüpfelnägeln, einem klassischen Symptom der Schuppenflechte. Hinzu kommen die verschiedenen Ausprägungs- und Verteilungsmuster, die weitere Unterteilungen nach sich ziehen. Schuppenflechte kann einfach in einer verwirrenden Fülle von Formen auftreten. Unnötig zu erklären, dass die Therapie vom Patienten Geduld und vom Arzt detektivischen Ehrgeiz fordert.

Was genau passiert während eines Schubs?

Bei der gewöhnlichen Schuppenflechte entstehen silbrige Schuppen – wir Ärzte reden von »Plaques« auf rötlichem Hautuntergrund, was die Folge eines übermäßigen Wachstums der Oberhaut ist. Bei Psoriatikern wandern die Zellen der obersten Hautschicht um ein Vielfaches schneller nach oben als bei gesunden Menschen, und dadurch kommt es zu einer Hyperkeratose, also der Bildung von Schuppenplaques. Während sich sonst die Haut alle vier Wochen erneuert, passiert das bei Psoriatikern innerhalb von drei bis vier Tagen, also ungefähr siebenmal so schnell.

Darf man die Schuppen abknibbeln?

Knibbeln bringt eine bakterielle Belastung und mögliche kleine Verletzungen mit sich. Die Schuppen schonend zu entfernen ist bei der Therapie allerdings unerlässlich, damit das eigentliche Medikament mit dem Wirkstoff die entzündeten Hautareale überhaupt erreichen kann. Wir verwenden zum Beispiel Salicylsäure, um die hyperkeratotischen Plaques aufzuweichen. Die Patienten sind gut beraten, nicht zu kratzen und zu pulen, schon gar nicht mit ungewaschenen Fingern. Besser helfen Bäder und Cremes mit Wirkstoffen, die eine leicht keratolytische Wirkung haben. Harnsäure (Urea) etwa, die die Haut zusätzlich durchfeuchtet und so die Barrierefunktion stärkt.

Gibt es außer Kortison wirksame Arzneien?

Allen Unkenrufen zum Trotz ist und bleibt Kortison ein sehr wichtiges Medikament bei Psoriasis-Schüben, weil es die Entzündungsherde gut eindämmt – mit dem bekannten Nachteil, dass es nur Symptome bekämpft, die Ursache aber unangetastet lässt. Als nächste Stufe kommt eine Kombination mit Vitamin D infrage oder eine Tablettentherapie, etwa mit dem Wirkstoff Methotrexat, der die Zellteilung hemmt und dadurch ebenfalls die Entzündungsvorgänge bremst.

Ein echter Trumpf ist auch die Fumarsäure, die bestimmte, die Schübe auslösende Zellen des Abwehrsystems zuverlässig hemmt. Leider kennt die Fumarsäure den Leitsatz von Paracelsus, dass nur Medikamente ohne Wirkung keine Nebenwirkungen haben. Manche Patienten zahlen als Preis für schuppenfreie Haut Bauchweh, andere bekommen Flushs, also spontane Rötungen. Der Neuzugang im Medikamentenschrank gegen Psoriasis sind Biologika, die unter die Haut gespritzt werden. Sie enthalten Antikörper, die den Entzündungsprozess unterbrechen. Ihr Nachteil sind extrem hohe Therapiekosten, man rechnet pro Patient mit rund 25 000 Euro pro Jahr.

REIZTHEMA KORTISON

Schuppenflechte-Patienten wird besonders oft Kortison verschrieben, was nahezu ebenso oft zu Diskussionen führt. Viele sind der Ansicht, Kortison sei keine Hilfe, sondern nur ein Mittel, das zum Preis von Nebenwirkungen Symptome so lange unterdrückt, bis man es absetzt. Tatsächlich sind »Glukokortikoide«, so nennen Ärzte die als Kortison bekannten Wirkstoffe, hervorragende Waffen gegen Entzündungen aller Art und das beste Mittel, um einen Schuppenflechte-Schub zu stoppen. Kortison ist allerdings nicht gleich Kortison. Die frei verkäufliche niedrig dosierte Creme hilft nur im Glücksfall. Damit der Entzündungshemmer maximale Leistung bei minimalen Nebenwirkungen erbringt, muss vom Arzt das optimale Präparat mit der richtigen Dosierung gefunden werden. Der oft gehörte Satz »Wieso zum Arzt gehen? Die verschreiben ja doch nur Kortison« trifft also nicht ins Schwarze.

Wieso hilft Meerwasser?

Sole-Bäder oder Meerwasser lösen die Schuppen auf, zudem kann UV-Strahlung dabei helfen, die Zellteilung zu regulieren und die Zellen nicht mehr ganz so schnell an die Oberfläche wandern zu lassen. Deshalb gibt es für Psoriatiker auch Kuraufenthalte am Toten Meer, weil hier der Salzgehalt sehr hoch ist und eine Sonnengarantie herrscht. Das ist zwar nichts, was sich exakt dosieren lässt, aber es bringt Besserung. Auch in der dermatologischen Praxis kann man diese Zustände durch Lichttherapie und bestimmte Bäder simulieren.

Ist die Sonnenbank gut gegen Psoriasis?

Nein, nein und nochmals nein! Nur ganz bestimmte UV-Strahlen helfen, und auch dann nur in der richtigen Dosis. Die Lampen in Sonnenstudios beschießen die Haut eher wie ein Schrotgewehr mit einem diffusen UV-Cocktail, der weitaus mehr schadet als nützt. In der Hautarztpraxis wird die betroffene Haut mit einer Creme bedeckt, die die UVA-Sensibilität erhöht, und dann wird der Patient in ein spezielles Bad gesetzt (der Vorgang heißt »PUVA-Bad«). Alternativ können die Patienten in der Lichtkabine mit einer genau berechneten und definierten Lichtdosis behandelt werden.

Was kann ich bei der täglichen Hautpflege tun?

Eine gute, parfümfreie Basishautpflege sollte immer Standard sein, um die Hautbarriere zu stärken und die Hautfeuchtigkeit zu erhöhen. Zusätzlich – das können wir gar nicht oft genug sagen – sollte bei der Hautreinigung behutsam vorgegangen werden. Rubbelpeelings, Duschgele mit aggressiven Tensiden, duftende Shampoos: All das kann Schübe auslösen. Diese mechanische Reizung wird Köbnerisierung genannt und kann auch bei einigen anderen Erkrankungen beobachtet werden.

Das weiße Rieseln
Schuppen

Dass unsere Haut, also auch die Kopfhaut, sich schuppen muss, haben wir schon erläutert. Normalerweise sind die abgestoßenen Schuppen allerdings so winzig, dass sie gar nicht erst bemerkt werden. Manchmal jedoch rieseln die Schuppen wie Schnee in einem Hollywoodfilm, kurz: gut sichtbar und ohne Unterlass. Das passiert, wenn die Haut Zellen zu schnell abstößt und diese zu allem Überfluss auch noch verklumpen. Dann entstehen die gut sichtbaren Kopfhautschuppen, die sich aus dem Haar lösen und auf der Kleidung weithin sichtbar sind. Das Phänomen ist gut erforscht und kann hervorragend therapiert werden, aber dennoch sprechen vor allem männliche Patienten deswegen durchaus beim Hautarzt vor. Wir begegnen dem Thema tagtäglich!

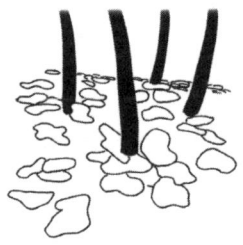

Wieso haben Männer eher Schuppen als Frauen?
Die häufigste Form von Schuppen sind fettige Schuppen, und die betreffen weitaus mehr Männer als Frauen, weil Männer in der Regel, hormonell bedingt, eine talgreichere Haut haben. Deswegen gibt es ja auch mehr Akne bei Männern als bei Frauen. Nun

ist an der Schuppenbildung oft zusätzlich ein an sich harmloser Pilz beteiligt, er heißt Malassezia furfur. Er liebt Hautfette, je mehr er davon bekommt, desto stärker breitet sich der Pilz aus. Vermehrt er sich übermäßig, entstehen Schuppen.

Wieso helfen gängige Schuppenshampoos manchmal, aber nicht immer?

Dass es mehrere Formen von Schuppen gibt, haben wir ja schon erwähnt. Nicht gerade eine Überraschung, dass diese auch unterschiedlich therapiert werden müssen. Bei fettigen Schuppen wäre das typische Anti-Schuppen-Shampoo angebracht, weil es die Kopfhaut austrocknet und so unter anderem den an der Schuppenbildung beteiligten Malassezia-furfur-Pilz auf eine Radikaldiät setzt. Es gibt aber auch trockene Schuppen und die gar nicht seltene »Psoriasis capitis«, eine Schuppenflechte der Kopfhaut. Hier versagen normale Anti-Schuppen-Shampoos nicht nur, nein, sie verstärken das Problem.

Was tun bei trockenen Schuppen?

Die Basispflege besteht darin, die trockene Kopfhaut zu behandeln. Am besten wirken Haarwaschmittel, die möglichst wenig Weichmacher enthalten. Bürstenmassagen tun ebenfalls gut, ganz einfach, weil sie die Durchblutung der Kopfhaut und so auch die Talgproduktion anregen. Häufige Haarwäschen, Hitze beim Haarstyling, knochentrockene Heizungsluft und Klimaanlagen sollten gemieden werden. Wer Cabrio-Fan ist, muss jetzt tief durchatmen. Entweder das Cabrio abschaffen oder nur mit Sturmhaube losfahren, der starke Luftzug trocknet die Kopfhaut nämlich deutlich aus.

Ab wann sollte ich wegen Schuppen zum Hautarzt gehen?

Wenn die Basispflege für trockene bzw. fettige Schuppen nicht hilft und sich ein deutlicher Juckreiz einstellt. Der Hautarzt kann dann erst einmal prüfen, ob sich hinter den Schuppen eine Schuppenflechte, eine Neurodermitis oder eine Pilzinfektion versteckt, und eventuell eine höhergradige Therapie einleiten. Hier kommt oft und richtig Kortison zum Einsatz, weil es die Immunzellen hemmt und dadurch dazu führt, dass die Haut sich weniger schnell erneuert.

HOW I WOULD DO IT!

Es gibt einen Löschpapiertest, den ich beim Auftreten von Schuppen machen würde. Man scheitelt die nicht frisch gewaschenen Haare und streicht mit normalem Löschpapier über Haut und Haaransätze. Ist das Löschpapier danach fettig, weiß man, dass man fettige Schuppen hat. Zeigen sich keine Flecken, hat man es mit trockenen Schuppen zu tun.
Matthias

Welcome to hell
Vitiligo

Der deutsche Name ist Programm: Bei der Weißfleckenkrankheit entstehen am gesamten Körper weiße Flecken, weil das Melanin – also der Stoff für unsere Hautfarbe – gänzlich oder teilweise fehlt. Die Ursachen sind noch immer nicht genau bekannt. Man vermutet, dass das Immunsystem hinter der fleckigen Extremblässe steckt. Offenbar attackiert es die Melanozyten so lange, bis sie die Flinte ins Korn werfen und kein Melanin mehr produzieren. Am eigenen Leib erfahren hat das Michael Jackson, der seine Haut bleichen ließ, um die weißen Flecken einer Vitiligo-Erkrankung zu kaschieren. Man geht davon aus, dass es etwa einem Prozent der Weltbevölkerung so geht wie dem King of Pop. Die allerwenigsten dürften zu der Krankheit ein so positives Verhältnis haben wie Winnie Harlow. Als Model erlangte die eigentlich dunkelhäutige Kanadierin durch ihre auffälligen Vitiligo-Flecken am gesamten Körper weltweite Berühmtheit.

Sind Weißflecken ansteckend?

So sicher wie das Amen in der Kirche: nein. Das möchten wir ganz deutlich sagen, denn obwohl Vitiligo an sich nicht schmerzt, leiden viele Betroffene einzig aus dem Grund der sozialen Ausgrenzung. Oft wird vermieden, die Hand zu geben, und auch in der U-Bahn wird man kritisch beäugt. Aber keine Angst, weiße Flecken sind nicht übertragbar!

Sind alle weißen Pünktchen bzw. Punkte Vitiligo?

Leider nein, deshalb raten wir unbedingt dazu, den Hautarzt aufzusuchen, wenn sich weiße Fleckchen bilden. Es gibt etwa Pilzinfektionen, die das Hautpigment resorbieren können und für den Laien von Vitiligo nicht zu unterscheiden sind. Zum Beispiel die Pityriasis versicolor, eine Erkrankung, die durch Schweiß getriggert wird und deshalb oft Sportler betrifft. Oder Keratosis follicularis, eine Erkrankung der Haarwurzeln, die sich oft durch

Punkte an den Oberarmen manifestiert. Sie brauchen eine völlig andere Therapie.

Was ist die Ursache für Vitiligo?

Beim Thema weiße Flecken tappt die Forschung weitgehend im Dunkeln. Fest steht, dass es eine Immunkomponente gibt, weil Vitiligo oft einhergeht mit Autoimmunerkrankungen wie Diabetes Typ 1 oder Schilddrüsenstörungen. Auch eine vererbbare Komponente ist bekannt. Und das war's. Wieso der eine Typ-1-Diabetiker mit Vitiligo-Fällen in der Familie die Krankheit bekommt, der andere aber nicht, weiß niemand.

Ist Vitiligo heilbar?

Leider nein, erstens, weil man die Ursache nicht kennt, und zweitens, weil man noch nichts gegen die Immunkomponente gefunden hat. Man kann nur die Symptome behandeln.

Sonne. Ja oder nein?

Die Antwort auf »Sonne« lautet: eher nein. Anders verhält es sich mit einer präzise definierten UVB-Belichtung unter dermatologischer Kontrolle, dazu kommen wir später. Das normale Sonnenbad sollte man aus zwei Gründen meiden. Erstens sind rund um die weißen Flecken die Melanozyten ja noch aktiv. Werden sie durch UV-Licht getriggert, bräunt sich die Haut, und die Flecken zeichnen sich deutlicher ab. Und noch viel wichtiger: Weil der Haut in den Flecken ihr schützendes Pigment fehlt, stellt UV-Licht hier eine ungleich höhere Belastung dar, die schlimmstenfalls in Krebs münden kann, ganz sicher aber die Hautalterung stark beschleunigt.

Anders die Fototherapie beim Arzt. Hier wird die Haut mit
einer sehr genau festgelegten Dosis UVB-Licht bestrahlt, um die
Melaninzellen langsam zu stimulieren. Das Problem bei dieser
Therapie besteht darin, dass sie mal anschlägt und mal nicht. Es
gibt Patienten, bei denen das Melanin vollständig zurückkehrt,
es gibt manche, bei denen es sich teilweise regeneriert, und bei
einigen passiert überhaupt nichts. Möglicherweise liegt das daran, dass sich hinter diesem Symptom verschiedene Ursachen
verbergen.

Gibt es Medikamente?

Als letzter Ausweg kommen immunsuppressive Medikamente wie Kortison infrage, die die Attacken auf die Melanozyten
bremsen oder stoppen. Eine ganz neue und noch nicht verbreitete Methode besteht darin, Melanin und Melanozyten aus gesunden Hautarealen zu extrahieren, im Reagenzglas zu züchten und
in die vitiligoerkrankten Stellen zu injizieren. Diese Therapie hat
Vorteile, wird aber (noch) kaum angeboten. Immer wieder gibt
es auch Therapieerfolge mit diversen topischen Medikamenten.
Wichtig ist, dass die Patienten so früh wie möglich einen Arzt
aufsuchen, denn wenn eine Dynamik da ist, sprich: sich die weißen Flecken verändern, so kann man nach gewissen Entzündungen suchen und zum Beispiel einen Vitamin-B_{12}-Mangel, eine
Magenentzündung oder Schilddrüsenerkrankung ausschließen.
Je eher man mit der Behandlung beginnt, desto größer ist auch
der Behandlungserfolg.

4. Gefahr erkannt, Gefahr gebannt

Diese Probleme verdienen mehr Aufmerksamkeit,
finden wir. Kommt Ihnen etwas bekannt vor?

D as Wort Patient kommt ja von »patientius«, lateinisch
für geduldig. Kein Grund zur Annahme, dass die
Geduld halbwegs gerecht unter den Patienten verteilt
ist. Bei einigen würden wir uns mehr langen Atem wünschen,
aber bei den in diesem Kapitel beschriebenen Problemen haben
überraschend viele Menschen zu viel Gleichmut. Vielleicht sind
sie auch einfach ahnungslos, nehmen ihr Problem also gar nicht
als Erkrankung wahr. Oder sie ahnen schon, dass etwas nicht
stimmt, ignorieren diese Ahnung aber geflissentlich. Warum auch
immer, die folgenden Krankheiten werden von vielen Betroffenen still erduldet. Inklusive aller damit verbundenen Probleme,
Leiden und Risiken. Oder sie werden mit Hausmittelchen behandelt – leider, weil sie die Lage oft verschlimmern. Wenn Ärzte sie
überhaupt diagnostizieren, geschieht das nicht selten aus Zufall,

weil nämlich etwas anderes (und womöglich Harmloseres) den Patienten in ihr Sprechzimmer führt. Vorhang auf für sechs Probleme, mit denen sich niemand abfinden muss.

Von wegen dick!
Lipödem/Lymphödem

Beim Thema Körperformen haben wir in Deutschland ein fettes Problem. Über die Hälfte der Deutschen ist zu dick. Pardon, das ist nicht nett formuliert, aber so ist es nun einmal. Etwa 50 Prozent der Frauen und über 60 Prozent der Männer gelten mit einem BMI über 25 als übergewichtig. Gleichzeitig befeuern Werbeagenturen, Modemagazine und People-Medien das Land aber unermüdlich mit Bildern von gertenschlanken, wenn nicht untergewichtigen Models. Kein Wunder, dass immer wieder neue Diätwellen Erfolg damit haben, Erfolg zu versprechen (kaum eine hält einer medizinischen Prüfung stand, aber das ist ein Thema für ein weiteres Buch).

Da liegt es nahe, dass Frauen – und um die geht es beim folgenden Thema in erster Linie –, die keine einzige Hose in S besitzen, sich selbst die Schuld zuschreiben, frei nach dem Motto: Sport machen und sich von Salat ohne Dressing ernähren, dann klappt's auch mit dem Nachbarn. Was ein fataler Irrtum sein kann, denn wenn sie unter einem Lipödem, einem Lymphödem oder, schlimmer noch, einer Mischform beider Krankheiten leiden, dann helfen Sport und Diät nicht. Betrifft doch nur eine kleine Gruppe, meinen Sie? Festhalten: Fast zehn Prozent der Frauen in Deutschland haben ein Lipödem, trotzdem wissen rund 70 Prozent dieser Patientinnen – also rund unfassbare 2,8 Millionen Frauen – noch nicht einmal, dass sie betroffen sind. Wir sehen solche Fälle überall. Oft sind es Frauen, die ihre Oberteile in Größe S kaufen, Hosen hingegen eher in XL.

Ein Grund für diese stille Epidemie ist die weitverbreitete Unkenntnis von Ärzten und Therapeuten, die ein Lipödem nicht richtig diagnostizieren und mit Venenleiden oder Adipositas verwechseln. Und es kommt noch dicker. Selbst für den Glücksfall, dass die Frau den Mut aufbringt, einen Arzt um Rat zu fragen, und dieser Arzt die richtige Diagnose stellt, wird ihr nicht zwangsläufig geholfen werden. Das Gesundheitssystem erkennt Lipödem als Krankheit nur begrenzt an, bei notwendigen Therapien wird deshalb häufig die Kostenübernahme abgelehnt.

Lymphödem

Um Fett geht es hier nur indirekt, das Problem ist Wasser, genauer Gewebewasser, noch genauer Lymphflüssigkeit. Das Lymphödem ist eine Erkrankung des Lymphgefäßsystems. Durch angeborene Fehlbildungen oder infolge von Tumoren, Infektionen, Operationen sowie bei chronisch venöser Insuffizienz können die Abflussbahnen für die Lymphflüssigkeit dauerhaft geschädigt werden. Sie funktionieren etwa so gut wie ein Gartenschlauch, der vom Mähroboter überrollt wurde.

Dadurch staut sich austretende Flüssigkeit im Gewebe, es schwillt an wie ein Wasserbett beim Befüllen. Am meisten betroffen sind Beine und Arme, die nicht nur dicker werden, sondern einfach schmerzen. Damit aber nicht genug. Durch den andauernden Druck wird die Haut besonders anfällig für chronische Wunden, schon milde Verletzungen und Druckstellen

können schwere Probleme mit sich bringen. Durch die Spannung der Haut ist oft obendrein die Bewegungsfreiheit enorm
eingeschränkt. Wer's nicht glaubt, muss nur einmal versuchen,
in einer viel zu kleinen Jeans Treppen zu steigen.

Die Therapie der Wahl ist konservativ, aber effektiv. Zunächst
helfen als entstauende Maßnahme Lymphdrainagen, eine spezielle Art der Massage, um das überflüssige Gewebewasser abzu-
bauen. Dringend empfohlen ist das Tragen von Kompressions-
Kleidung (Spanx sei Dank, gibt es da ja heute eine überraschend
attraktive Auswahl). Sie pressen durch ihren Druck die Lymphe
aus den Extremitäten und verhindern die übermäßige Neuein-
lagerung. Ein bekannter Einsatzort sind Flugzeuge. Wer kennt
nicht den Tipp, sich vor dem Transatlantikflug doch lieber mal
Stützstrümpfe anzuschaffen?

Sollten die Lymphknoten und nicht die Lymphgefäße betroffen sein – auch das kommt vor – kann man auch eine Lymph-
knoten-Transplantation in Erwägung ziehen. Sie geht allerdings
mit zwei Nachteilen einher: Einerseits muss man eine Mammut-
OP mit rund fünf Stunden Dauer überstehen, andererseits kann
auch an der Entnahmestelle wieder ein Lymphödem auftreten.
Klappt die OP jedoch, lässt sich das Lymphödem dauerhaft be-
siegen. Der Lohn sind eine Umfangsreduktion der betroffenen
Extremität, eine deutliche Schmerzentlastung und somit oft ein
völlig neues Lebensgefühl. Einen Termin zu bekommen ist allerdings nicht ganz leicht. Nur wenige Zentren in Deutschland haben sich auf diese mikroskopische Operation spezialisiert.

Kurz: Auf die ideale Therapie warten auch wir Ärzte noch. Die
Forschung ist hier allerdings sehr aktiv, in den kommenden paar

Jahren sollten neue, effektivere Behandlungsmöglichkeiten auf den Markt kommen.

»DANN GEH DOCH JOGGEN!«

Neben physischen Beschwerden belastet Patientinnen die psychische Komponente. Ihre fülligen Beine oder Arme werden in der Regel als Zeichen von Disziplinlosigkeit bewertet. Doch egal, wie sehr sich die Betroffenen kasteien, die Beine (oder Arme) wollen nicht schlanker werden. Das geht so weit, dass sie nicht selten eine Magersucht entwickeln. Auch der vielleicht gut gemeinte Ratschlag, Sport würde doch helfen, kann schaden. Trägt man keine exakt passende Kompressionswäsche, steigern die klassischen Kalorienkiller Joggen und Radfahren über den vermehrten Blutfluss die anfallende Lymphflüssigkeit, und die Beine (oder Arme) der Patientin werden noch dicker.

Lipödem
Auf den allerersten Blick mag das Lip- dem Lymphödem ähneln, denn auch hier sind vor allem Extremitäten unverhältnismäßig dick. Das Lipödem ist aber eine Fettverteilungsstörung, das heißt, das betroffene Gewebe gewinnt nicht durch Lymphflüssigkeit, sondern durch veränderte Fettzellen an Volumen. Sie vergrößern und vermehren sich, während parallel das Bindegewebe an Festigkeit verliert und die feinen Blutgefäße, die Kapillaren, immer fragiler werden. Ein typischer Hinweis aufs Lipödem sind

sehr schnell und lange auftretende blaue Flecken. Dass Betroffene unter einer starken psychischen Belastung leiden können, muss wohl kaum erklärt werden.

Die Ursache für Lipödeme steht trotz vieler Forschung weitgehend in den Sternen. Immerhin gibt's Verdachtsmomente. Eine genetische Komponente ist wahrscheinlich, weil häufig auch Familienmitglieder von Patientinnen betroffen sind. Ebenfalls scheint eine hormonelle Komponente die Finger im Spiel zu haben, denn die Patienten sind a. fast ausschließlich weiblich, und b. ist mit dem Ausbruch bzw. dem Fortschreiten der Krankheit in Phasen hormonellen Umschwungs (Pubertät, Schwangerschaft, Pille, Menopause) zu rechnen. Ganz klar gesagt werden muss, dass sich die erkrankten Fettzellen nicht oder nur wenig durch Sport oder Ernährungsmaßnahmen beeinflussen lassen. Sport hilft zwar insofern, als dass er den Stoffwechsel und damit auch den Fettstoffwechsel insgesamt stimuliert und natürlich ohnehin gesund ist, aber die Hoffnung, sich im Steppkurs von der Hosengröße XL verabschieden zu können, geht nicht auf.

Das Lipödem kennt leider keine Grenzen, es kann sich auf den gesamten Körper ausbreiten und an jeder Extremität manifestieren. Ärzte unterscheiden dabei zwischen dem Oberschenkeltyp, Unterschenkeltyp, Ganzbeintyp, Oberarmtyp, Unterarmtyp oder dem Ganzarmtyp. Die wichtigste Differenzialdiagnose ist die Adipositas, weshalb der BMI bei der Diagnostik durchaus zählt. Das wichtigste Unterscheidungskriterium zur Adipositas ist aber schlicht und ergreifend der Fakt, dass ein Lipödem schmerzt. Je wärmer, desto größer werden Schmerzen und Spannungsgefühle in den betroffenen Bereichen.

Unbehandelt fordert das Lipödem weiteren Tribut. Weil es in der Regel die Transportfähigkeit der Lymphgefäße sabotiert, führt es sekundär zu einem Stau an lipid- und proteinreichen Substanzen rund um die Fettzellen. Da der Abtransport nicht gewährleistet ist, entwickeln sich in höheren Stadien ein chronisches Lymphödem und eine Verhärtung der Fettzellen. Wenn das Lipödem dann immer noch nicht behandelt wird, tritt mit hoher Wahrscheinlichkeit nach 15 bis 20 Jahren Leidensweg der Zustand des therapieresistenten chronischen Lipolymphödems ein.

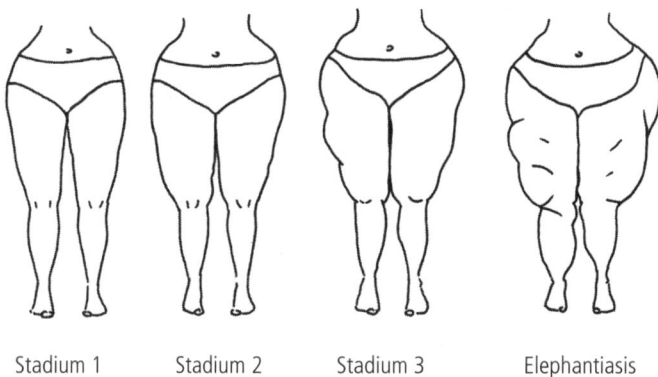

Stadium 1   Stadium 2   Stadium 3   Elephantiasis

Wir empfehlen bei Verdacht auf ein Lipödem nach der Abklärung, in jedem Fall zusätzlich einen Phlebologen, also einen auf Gefäßerkrankungen spezialisierten Facharzt, aufzusuchen. Denn die Krankheit macht nicht bei vergleichsweise dicken Beinen oder Armen halt. Im ersten Stadium zeigt sie sich durch in der Form veränderte Extremitäten, die eine glatte Hautoberfläche mit gleichmäßiger Subkutis haben. Im zweiten Stadium entsteht eine unebene, überwiegend wellenartige Hautoberfläche mit knotenartigen Strukturen im verdickten Subkutanbereich.

Im dritten Stadium zeigt sich eine ausgeprägte Umfangsvermehrung mit überhängenden Gewebeanteilen (»Wammenbildung«) an Armen und Beinen, was nicht nur entstellend ist, sondern eine Fülle weiterer Probleme wie Hautinfektionen in den Falten nach sich zieht.

Die Behandlung des Lipödems ähnelt zunächst der des Lymphödems, das heißt, Kompressionskleidung und Massagen sind empfohlen. Weil sich die veränderten Fettzellen von diesen Maßnahmen aber nicht beeindrucken lassen, bleibt als letzter und nachhaltiger Eingriff nur die Fettabsaugung. Je nach Ausprägung der Krankheit können allerdings mehrere Eingriffe nötig sein, und die Krankenkassen zahlen sie nur in Einzelfällen.

DIFFERENZIALDIAGNOSE TO GO

Betroffene Frauen, die ein Lymph- oder Lipödem bei sich befürchten, können sich selbst ein erstes Bild von der Natur ihres Problems machen. Wenn die Hände und Füße schlank sind, die Arme oder Beine aber dick, besteht vielleicht ein Lipödem. Ein weiterer Test kann den Verdacht erhärten. Wenn man mit Daumen und Zeigefinger die Haut oben am zweiten Zeh gut abheben kann, sodass sich zwischen den Fingern eine kleine Fakte bildet, spricht das ebenfalls für ein Lipödem. Ist der Zeh so stramm geschwollen, dass das nicht gelingt, deutet das eher auf ein Lymphödem hin, genau wie dicke Arme mit dicken Händen bzw. dicke Beine mit dicken Füßen.

Der Wolf im Schafspelz
Couperose/Rosazea

Rote Wangen gelten als Zeichen von Gesundheit und Frische, doch aus dermatologischer Sicht können sie auch ein Wolf im Schafspelz sein. Alles beginnt mit harmlosen roten Bäckchen, die erst einmal ganz unauffällig sind, weil sie in erwartbaren Momenten auftreten. Etwa wenn man von der Skipiste in die gut geheizte Hütte kommt, Rotwein getrunken, einen Saunagang absolviert oder Scharfes gegessen hat. Für schätzungsweise fünf bis sieben Prozent der Deutschen bleibt es aber nicht dabei. Sie leiden unter Couperose bzw. Rosazea. Erst bleiben ihre Wangen etwas länger rot als die beim Sitznachbarn in der Skihütte, dann etabliert sich die Rötung langsam als Dauergast und löst einen brennenden Schmerz aus, schließlich kommen Pickel im Bereich des Mittelgesichtes hinzu.

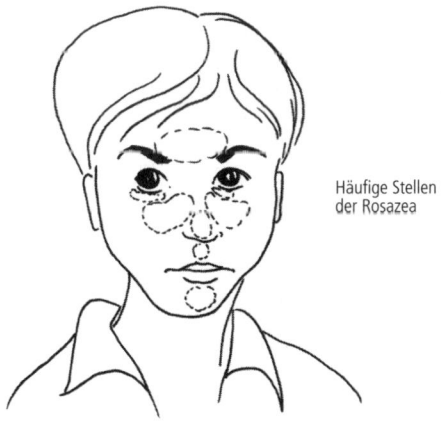

Häufige Stellen
der Rosazea

Bis zu diesem Stadium sprechen Ärzte von Couperose oder einer »Rosacea erythematosa-teleangiectatica«. Klingt kompliziert, ja, beschreibt aber einfach eine Rötung (Erythem) des Mittelgesichtes mit erweiterten, durch die Haut durchscheinenden Blutgefäßen (Teleangiektasien). Weitere häufige Symptome sind Brennen und Schmerzen der betroffenen Hautareale. Treten im betroffenen Bereich offene und geschlossene Pickel – also Papeln und Pusteln – auf, liegt eine »Rosacea papulopustulosa« vor. Das klingt schon wenig verlockend, aber es kann noch ärger kommen. Wenn knotige Wucherungen des Bindegewebes dicke Knoten unter der Haut entstehen lassen oder die Nase immer größer und röter wird, hat man es mit einer »Rosacea phymatous« zu tun. Die veränderte, verdickte und knotige Nase – in der Fachsprache das Rhinophym – wird immer noch als Säufernase fehlinterpretiert. Der Komiker W. C. Fields und der Ex-US-Präsident Bill Clinton sind bekannte Beispiele für diese Erkrankung. Kein Zufall, dass beides Männer sind: Frauen gehen wegen Rosazea zwar eher zum Arzt, und nach einigen Statistiken sind sie auch häufiger betroffen als Männer, aber bei Männern verläuft die Erkrankung oftmals schwerwiegender. Ein Rhinophym bei einer Frau ist eine absolute Ausnahme.

Als letzte Maßnahme bleibt für Betroffene oft nur eine Operation, bei der das Rhinophym entweder per Laser abgetragen oder als »Dermashave« mit dem Skalpell verkleinert wird. Erheblich besser ist es natürlich, die Rosazea gar nicht erst so weit gedeihen zu lassen, dass ein Rhinophym entsteht. Wir empfehlen daher, den Arzt aufzusuchen, sobald Rötung und Brennen im Wangenbereich zunehmen. Nicht nur, weil Rosazea sich dann noch viel leichter behandeln lässt, sondern weil sie im Zusammenhang mit zahlreichen anderen Krankheiten stehen kann.

Kommen wir zu den Ursachen. Genetische Faktoren begünstigen das Auftreten der Krankheit, verursachen sie aber nicht. Es ist also nicht so, dass das Kind irgendwann Rosazea bekommen muss, nur weil die Mutter Rosazea hat. Als die wahrscheinlichste Ursache wird eine Fehlfunktion des Immunsystems angesehen. Ein Protein (für alle, die es genau wissen wollen: es heißt Cathelicidin) ist in seiner Struktur und Funktion so verändert, dass es auf und in der Haut zu Störungen der Immunmodulation und des Mikrobioms kommt. Ebenso kann dieses Protein die Neubildung von Gefäßen anregen. Dem Immunsystem entgeht sein Störfeuer nicht, es versucht schon bei den ersten Anzeichen, die Erkrankung abzuwehren, und schickt Immunzellen in das betroffene Gebiet. Das führt aber leider zu einer lokalen Entzündung, vermehrter Durchblutung und erneuter Stimulation der Blutgefäßneubildung, befeuert also das Problem. Auch eine Milbe, genauer die Demodex-Milbe, mischt mit. Demodex-Milben können bei Rosazea-Patienten vermehrt nachgewiesen werden. Früher wurde sie als Ursache der Erkrankung betrachtet, heute versteht man sie eher als Begleiterscheinung. Was auch Ärzte manchmal übersehen, ist eine »Rosacea ocularis« mit geröteten Augen, Entzündungen des Lidrandes und einer starken Trockenheit bis hin zu Hornhautentzündungen. Man schätzt, dass sie bei 58 Prozent aller Rosazea-Fälle vorliegt.

Was tun? Die erste, simple und überaus wichtige Maßnahme ist, alles zu vermeiden, was einem die Röte ins Gesicht treibt. Trigger wie Alkohol, Kaffee, Hitze, Kälte, Sonnenstrahlen, Kälte und scharfe Gewürze werden oft mit der Rötung in Verbindung gebracht. Sie verursachen die Krankheit zwar nicht, lösen aber Schübe aus. Es gibt natürlich auch Trigger, die man nicht vermeiden kann (oder will), Röntgenstrahlung etwa, Sport, Erregung und hormonelle Umstellungen im Monatszyklus und bei der Schwangerschaft. In allen Fällen hilft es, das Gesicht bei Hitze sanft zu kühlen und vor großer Kälte zu schützen, um den Temperaturstress zumindest abzufedern.

COOL DOWN

Tritt zum Beispiel bei oder nach dem Sport ein »Flush« auf, also eine plötzliche Rötung des Gesichts inklusive Hitzegefühl bis hin zu brennendem Schmerz, empfehlen wir behutsames Kühlen. Die gestressten Gefäße bleiben dann eng oder ziehen sich zusammen, weniger Blut fließt, weniger Rötung entsteht. Aber Achtung, zu kalt darf die Gegenmaßnahme nicht sein. Wer bei einem Flush auf die Idee kommt, etwa ein Thermopad aus dem Gefrierschrank auf die Wangen zu legen, verschlimmert das Problem durch die heftige Temperaturschwankung. Die Wangen brennen kurz darauf nur noch mehr. Temperaturen um 20 Grad Celsius, erreicht etwa durch ein mit kaltem Wasser getränktes Tuch, helfen besser.

Bei der täglichen Hautpflege besteht die halbe Miete wieder darin, unnötigen Stress zu vermeiden. Alles Durchblutungsfördernde und potenziell Reizende wie Massagen, mechanische Peelings, scharfe Tenside und Zusatzstoffe wie Parfüm ist so sinnvoll wie der Versuch, ein Lagerfeuer mit einem Reiseföhn auszupusten. Es macht die Lage schlimmer, sollte also gestrichen werden. Für die Basispflege empfiehlt es sich, ganzjährig eine feuchtigkeitsspendende Creme mit Lichtschutz auch im UVA-Bereich zu verwenden. Sie gibt es auch mit einem geringen Anteil an Grünpigmenten, die zumindest die Rötung abmildern. Und für den kommenden Urlaub gleich einmal vormerken: Bei Aufenthalt in der Sonne ist ein Produkt mit sehr hohem Lichtschutz unerlässlich. Sonnenlicht triggert Rosazea nicht nur durch die Gefäßerweiterung, sondern verschlimmert die Krankheit, weil die UV-Strahlen gewisse Immunzellen anlocken.

AUF PROBEZEIT

Für leicht reizbare Haut wie bei einer Rosazea gilt folgender Tipp doppelt und dreifach, aber beherzigen dürfen ihn alle exzessiven Kosmetikkäufer. Bei Unsicherheit empfehlen wir drei Tage lang Proben oder Testgrößen zu verwenden, denn dann zeigt sich bereits, wie die Haut reagiert. Bei jeder Form von Irritation sollte man auf eine andere Linie setzen.

Positiv wirken Vitamin-C-Seren, am besten täglich verwendet, aber in niedriger Dosierung, weil ihre antioxidative Wirkung der Krankheit entgegenwirkt. Die abendliche Reinigung findet mit gut verträglichen, Rosazea-geeigneten Hautpflegeprodukten statt, und Make-up ist kein Problem, wenn es für hypersensible Haut geeignet ist. Eine Adresse für den Erwerb aller genannten Produkte ist die Apotheke, weil hier die namhaften Vertreter dermatologischer Kosmetik vertreten sind. Sie bieten nahezu alle eine eigene Rosazea-Pflege-Reihe an.

Und beim Arzt? Rosazea ist gut behandelbar – grundsätzlich gilt, je früher, desto besser.

Die medizinische Therapie ist allerdings schwierig, weil die Patienten sehr individuell auf die verschiedenen Maßnahmen ansprechen. Oft wird sie zum Geduldsspiel für Patient und Arzt. Grundsätzlich kann man bei Rosazea Cremes, Tabletten und Lasertherapien anwenden. Am besten wirkt eine Kombination, denn die topischen Therapien (sprich: Cremes und Lotionen) zielen ausschließlich auf Rötungen, Papeln und Pusteln ab. Die Gefäßerweiterungen können sie nicht oder nur vorübergehend behandeln. Einige Cremes wirken auch vasokonstriktiv, sprich: Sie verengen die Blutgefäße für eine gewisse Zeit. Das Resultat? Weniger Röte, weniger sichtbare Gefäße. Keine Dauerlösung, aber für einen Abend oder einen wichtigen Termin keine schlechte Idee.

Medizinische Cremes …

… beinhalten meistens Metronidazol, Azelainsäure oder Ivermectin. Es gibt auch Produkte mit anderen Antibiotika sowie mit Retinol, jedoch attestiert ihnen die derzeitige Studienlage keine überzeugenden positiven Effekte. Lediglich bei Metronidazol und Azelainsäure liegen hochwertige Studienergebnisse vor, und auch Ivermectin konnte in den letzten Jahren klinisch überzeugen. Für alle, die's genau wissen wollen, hier ein Überblick:

- Metronidazol zielt hauptsächlich darauf ab, die körpereigene Immunabwehr zu schwächen, und mildert dadurch nachweislich die Rötung, die durch die Überaktivierung von Immunzellen hervorgerufen wird.
- Azelainsäure hat eine antibakterielle und antientzündliche Wirkung. Zusätzlich bewirkt sie eine Hemmung der Bildung der obersten Hautzellen (Keratinozyten). Sowohl bei Akne als auch bei Rosazea konnte dieses Medikament sehr gute Ergebnisse erzielen.
- Ivermectin wirkt ebenso antientzündlich und antimikrobiell und zeigt einen positiven Effekt vor allem bei der papulopustulösen Rosazea. In Studien zeigte es einen Vorteil gegenüber Metronidazol.
- Brimonidin wird auch zur Behandlung der Rosazea eingesetzt – allerdings nur symptomatisch. Es verengt die Blutgefäße und trägt dadurch zu einer kurzzeitigen Abnahme der Gesichtsrötung bei – für wichtige Momente im Leben durchaus eine Notfalloption. Aber Achtung: Sobald die Wirkung nachlässt, kommt es oft zu einer verstärkten Symptomatik.

Immer wieder sehen wir Patienten, die hochwirksame Steroide (starkes Kortison) verschrieben bekamen. Dies ist bei der Rosazea ein absolutes No-Go! Es wirkt zwar zunächst hervorragend, die Nebenwirkungen sind jedoch fatal: Zunahme der Teleangiektasien, Hautverdünnung und Kortison-Abhängigkeit.

Medikamente in Tablettenform …

… setzen hauptsächlich Antibiotika ein, um den Brandherd Entzündung zu löschen. Manchmal leisten sie auch noch mehr.

Doxycyclin und Tetrazyklin konnten zum Beispiel die Rötung abschwächen. Von Retinoiden darf man sich nicht zu viel versprechen. Sie zeigen eine schwache Wirkung (oder wie Ärzte es formulieren: diskrete Effekte) bei Patienten mit papulopustulöser Rosazea. Einen kleinen Nutzen bringen auch die Blutdrucksenker Atenolol und Clonidin. Sie wirken gefäßverengend und können somit die Rötung einschränken.

Laser ...

... stellen die einzige Möglichkeit dar, bereits vorhandene Gefäßerweiterungen dauerhaft zu behandeln. Das Licht eines Farbstofflasers durchdringt die obersten Hautschichten, reagiert mit der roten Farbe des Blutes und verödet so die Blutgefäße durch Hitze. Dauerhaft. Das funktioniert gut, braucht aber Ausdauer seitens des Patienten und des Arztes. In den allermeisten Fällen sind mehrere Sitzungen nötig, um die Rötung ad acta zu legen. Ein größeres Kaliber hat der abtragende (ablative) CO_2-Laser. Was er tut, lässt sich nicht nett umschreiben. Er verbrennt die Haut ganz einfach in einer genau definierten Tiefe. Korrekt durchgeführt, verfeinert die Rosskur das Hautbild, eliminiert Talgdrüsenwucherungen (Hyperplasien) und befreit den Patienten so weitestgehend vom Rhinophym. Der Preis dafür ist aber hoch. Der Patient muss eine lange Down-Time und die mit einem so tiefschürfenden Eingriff verbundenen Schmerzen in Kauf nehmen.

Botulinumtoxin ...

... hemmt die Übertragung von Botenstoffen und somit das schubartige Auftreten von Rötungen (Flush). Dass als netter Nebeneffekt Fältchen und Falten verschwinden, darf man sich allerdings nicht erhoffen. Die Wirkung von Botulinumtoxin hängt davon ab, wie tief, wo und wie viel injiziert wird (mehr dazu ab Seite 175). Bei der Rosazea-Behandlung reichen kleinste Injektionen in die obersten Hautschichten. Sie müssen in der Regel im Abstand von einigen Monaten wiederholt werden.

AUF EIN WORT

Der Begriff Couperose wird oft synonym mit Rosazea verwendet, zu unserer Überraschung auch von Kollegen. Tatsächlich ist aber Couperose eine Form von Rosazea, genauer die »Rosacea erythematosa-teleangiectatica«. Wer's ganz korrekt formulieren will, spricht nur bis zum erstem Stadium der Erkrankung (Rötung vor allem im Mittelgesichtsbereich, Brennen) von Couperose. Sobald Papeln und Pickel auftreten, liegen andere Rosazea-Formen vor. »Kupferrose« oder »Fluch der Kelten« sind Beispiele für volkstümliche Bezeichnungen.

Ein Problem erster Güte
Hautkrebs

Jetzt zu einem Phänomen, welches auch uns Ärzte vor Rätsel stellt. Seit Langem predigen alle Fachleute den großzügigen Umgang mit Sonnenschutzprodukten, und die Weltgesundheitsorganisation WHO hat Sonnenlicht 2009 zur krebserregenden Strahlung erster Güte deklariert. Es gibt nichts zu diskutieren – Sonne ist der Hauptfaktor für die in der Haut auftretenden Krebsvarianten, allgemein als weißer und schwarzer Hautkrebs bezeichnet. Wir wissen, dass das Hautkrebsrisiko bei nicht cremenden hellhäutigen Sonnenanbetern bei fast 100 Prozent liegt. Trotzdem erkranken allein in Deutschland jährlich rund 180.000 Menschen an weißem Hautkrebs, und bei circa 20 000 Deutschen muss jedes Jahr die Diagnose »schwarzer Hautkrebs« gestellt werden – Tendenz steigend.

Ein sonniger Tag im Stadtpark und man sieht die Kandidaten: Trotz knallrotem Sonnenbrand (ein untrügliches Merkmal dafür, dass die Immunabwehr der Haut bereits auf Alarmstufe Rot läuft) sitzen sie weiter in der Sonne. Und obwohl es auch für komplett beratungsresistente Patienten absolut nachvollziehbar sein müsste, dass eine junge Krebserkrankung sich erheblich besser behandeln lässt als eine fortgeschrittene, wird auch noch die Hautkrebsprophylaxe ausgelassen. Nicht einmal die Vorsorge, die gesetzliche Kassen durchschnittlich ab einem Alter von 35 Jahren bezahlen, wird genutzt. Weit über die Hälfte unserer Patienten antwortet auf die Frage, wann denn das letzte Hautkrebs-Screening war: »Hab ich noch nie gemacht.«

Sprechen wir mit Laien über das Thema, hören wir immer wieder die gleichen Argumente. Quasi der Mercedes in dieser Litanei ist der Hinweis darauf, dass die Menschheit es ohne UV-Schutz weit gebracht hat. Unsere Antwort: Stimmt, solche Mittel sind erst seit einigen Jahrzehnten im Einsatz, aber früher lag die Lebenserwartung auch nicht bei 84 (Frauen) bzw. 79 (Männer) Jahren, und Krebs ist nun einmal eine Krankheit, die nicht von heute auf morgen entsteht, sondern sich meist über Jahrzehnte entwickelt. Das zweite Standardargument ist die Notwendigkeit von Sonnenlicht für die hauteigene Vitamin-D-Produktion. Auch richtig, aber nur in äußerst eng gesteckten Grenzen. Der Körper profitiert, wenn er ganzjährig (!) täglich eine geringe Dosis Sonne bekommt. Fast das gesamte Jahr drinnen hocken, dann mit neuschneeweißer Haut an den Strand gehen und wochenlang brutzeln schadet nicht nur der Haut erheblich, sondern füllt auch ganz bestimmt nicht für die kommenden 50 Wochen Vitamin-D-Depots auf.

Fortgeschrittene Sonnenhasardeure kommen dann noch mit dem Argument, die chemischen UV-Filter seien schädlich. Gerade neulich kommentierte ein Leser auf Maries Instagram-Seite, wegen dieses Teufelszeugs würden schließlich Korallenriffe absterben! In der Tat gibt es handverlesene Studien, die einzelne chemische Filter als Umweltfaktor entlarven – zum Beispiel Berichte, nach denen sie im Gewebe von Fischen, die in Badeseen ihre Bahnen ziehen, nachgewiesen wurden – oder sie als hormonelle Störfaktoren anprangern. Was bei dieser Kritik aber komplett danebengeht, ist die Verhältnismäßigkeit. Jeder kritischen Studie stehen Modelle gegenüber, die nichts dergleichen nahelegen, die UV-Filter also von jedem Verdacht freisprechen. Hinzu kommt der sichere Schaden, den Sonne auslöst. Ausgerechnet die Gesundheit als Argument heranzuziehen, auf die UV-Filter zu verzichten, ist in etwa so logisch, als würde man barfuß auf die Skiwanderung gehen, weil man befürchtet die Winterschuhe könnten Scheuerstellen verursachen. Und was die Ökologie angeht … Leute! Die Natur braucht ganz bestimmt mehr Schutz. Da gibt es aber viele erhebliche gesündere Möglichkeiten mit erheblich höherem ökologischen Output. Wie wäre es in Sachen Kosmetik zum Beispiel damit, bei der täglichen Dusche keine Silikone ins Abwasser zu spülen, die Fische im Badesee nicht mit Parfüms zu belasten und keine resistenten Keime zu züchten, indem man mit antibakteriellen Seifen aast oder beim leichtesten Schnupfen Antibiotikakuren durchführt? Vom absurden Plastikkonsum vor allem bei Lebensmitteln wollen wir gar nicht erst anfangen. So. Das musste einmal gesagt werden.

DIE SCHATTENSEITEN VON SONNENCREME

Der richtige Umgang mit UV-Cremes ist kinderleicht? Das denkt man nur so lange, bis man in die Materie eintaucht. Damit ein Hersteller »LSF XY« auf seine Sonnenmilch schreiben darf, muss sie einen Versuch überstehen. Vereinfacht gesagt, wird dabei das Präparat auf einen Glasträger geschmiert, dann wird der mit UV-Licht beschossen, und es wird gemessen, wie viel Licht durch die Creme dringt. Schafft es weniger als ein 50stel durch die Creme, ergibt sich LSF 50+, bei einem 30stel wäre es LSF 30 und so weiter. Klingt erst einmal sicher.

Leider wird dabei üppiger gecremt, als es im echten Leben je geschieht. Der Test verlangt zwei Milliliter Creme pro Quadratzentimeter, eine Dosis, mit der sich im Freibad ganze Unterarme begnügen müssen. Würde man sich so eincremen, wä-

re die 200-ml-Flasche am Ende des Strandtages leer. Leider ist die Lage anders, deshalb muss man davon ausgehen, dass selbst bei subjektiv als großzügig empfundener Benutzung von Sonnencreme bestenfalls die Hälfte des ausgelobten Faktors erreicht wird. Und es kommt noch ärger. Dass komplette Körperstellen regelhaft leer ausgehen, sehen wir im Sommer in der Praxis. Schwere Sonnenbrände auf der Innenseite der Arme, den Ohren, der Kopfhaut und dem Fußrücken sind die Regel. Mehr noch, im Test sollten Erwachsene auf den eigenen Unterarmen und Händen fluoreszierende UV-Creme auftragen, die daraufhin mit Schwarzlicht bestrahlt wurden. Dabei kam heraus, dass die Creme meist lückenhaft aufgetragen wird, und das trotz der lächerlichen Anforderung – schließlich sollten ja weder ein zappelndes Kleinkind eingecremt werden noch schwer erreichbare Stellen wie die Schulterblätter.

Weitere Faktoren verschlimmern die Lage. Ein Problem ist das Wörtchen »wasserfest«, das dem Verbraucher suggeriert, er könne so lange im Pool herumlungern, wie er will, ohne den Schutz zu verlieren. Stimmt auch nicht, ist genau wie mit Leberwurst, die sich schon mit einem Zehnprozentanteil Leber ihren Namen verdient. »Wasserfest« heißt juristisch, dass der Schutz nach einem ausgiebigen Bad noch zur Hälfte vorhanden ist. Wir gehen aber davon aus, dass die Glasträger bei dem Nachweis weder auf die Wasserrutsche gehen noch in der Brandung herumkugeln oder ein Handtuch benutzen, bevor ihre Durchlässigkeit geprüft wird. Alles Dinge die Menschen gern tun. Auf ihrer Haut müsste man »wasserfest« daher mit »ein klein bisschen bleibt vielleicht noch übrig« übersetzen.

Und wir sind noch nicht fertig, sorry, aber es geht um Ihre Haut, also lesen Sie weiter. Das nächste Problem besteht darin, dass es dem Immunsystem schnuppe ist, ob Sonnenlicht am Traumstrand oder auf dem Arbeitsweg auf die Haut scheint. Es zählt nur die Summe der Strahlen, mit denen sie zu kämpfen hat. Und hier liegt der Anteil der Alltagsbelastung nach Studien bei rund 80 Prozent. Das gilt besonders für die UVA-Strahlen, die anders als UVB-Strahlen keinen starken saisonalen Schwankungen unterliegen. Die UVB-Belastung in unseren Breiten kann im Winter vernachlässigt werden (solange man keine Skitour macht, pro 1000 Höhenmetern steigt die UVB-Power nämlich um 15 bis 20 Prozent, und der reflektierende Schnee verdoppelt die auf der Haut ankommende Dosis locker). Die UVA-Strahlung, die besonders tief in die Haut dringt, ist auch in der Ebene ganzjährig ein Thema fürs Immunsystem.

Wie gehen wir mit UV-Schutz um? Als Erstes nutzen wir das Thema nicht als Entschuldigung für Stubenhocken. Wir sind als Sportler das ganze Jahr viel im Freien, natürlich, weil wir Sport und Bewegung lieben, aber auch, weil wir wissen, dass Bewegung einen enormen Benefit für die Gesundheit hat. Stellen, die wir bei der Bergtour oder dem Radrennen nicht mit UV-sicherer Kleidung bedecken, spachteln wir regelrecht mit Sonnencreme ein. Wobei »spachteln« nicht ganz treffend ist, wir mögen Sportlersprays, weil die gut halten und keine Pickel durch Lipidbelastung verursachen. Ohne Sportsonnenbrille steigen wir bei gutem Wetter nicht aufs Rad, schließlich leiden auch die Augen unter UV-Strahlen. Dazu noch Antioxidanzien von innen und außen, und dann: raus an die frische Luft.

Schauen wir doch jetzt einmal, was bei einer Hautkrebsvorsorge geschieht. Als Erstes zieht der Patient sich aus, und zwar bis auf die Unterwäsche. Sie finden das selbstverständlich? Schön. Wir erleben Patienten, die glauben, wir könnten ihre Haut auch durch die Kleidung hindurch beurteilen. Dann kann man wie beim Fliegen zwischen zwischen Economy, Business und First Class wählen. Bei der Economy-Version (diese wird von der gesetzlichen Kasse gezahlt) scannt der Arzt dann den gesamten Körper mit einer großen Lupe ab. Der genaue Blick mit der feinen Hautarzt-Lupe ist hier nicht inklusive. Gegen Aufpreis buchbar, ähnlich wie im Flugzeug, ist dann die erweiterte Lupenuntersuchung. Hier blicken wir Hautärzte in einem zweiten Schritt mit dem sogenannten Dermatoskop in verdächtige Stellen in der Haut. Ja, mit dem Dermatoskop kann man wirklich sehen, was in den verschiedenen Hautschichten stattfindet. Die First Class bietet dann zwar nicht mehr Beinfreiheit oder Komfort, dafür aber mehr Sicherheit und bessere Technik. Die Rede ist von der videomikroskopischen Untersuchung. Dabei nehmen wir mit einem Videomikroskop alle Hautveränderungen des Patienten auf und speichern diese ab. Dann können wir immer, wenn der Patient wiederkommt, sehen, ob die Hautveränderungen im Laufe der Jahre wachsen oder sich wandeln.

Die Kosten für eine einfache Hautkrebsvorsorge mit der Lupe übernimmt wie erwähnt ab dem 35. Lebensjahr alle zwei Jahre die gesetzliche Kasse. Das ist mehr als nichts, aber wir Ärzte sehen Defizite, vor allem weil immer mehr unter 35-Jährige an Hautkrebs erkranken. Auch technisch gibt es Luft nach oben, Dermatoskop und Videomikroskop geben einfach präzisere Informationen, als die vergleichsweise schlichte Lupe. Der von den Kassen vorgegebene Zwei-Jahres-Rhythmus ist auch nicht die Ultima Ratio. Wir sehen immer wieder Patienten, bei denen sich innerhalb eines einzigen Jahres Hautkrebs entwickelt hat, und zwar auch schwarzer Hautkrebs. Hätten sie ein weiteres Jahr gewartet, würden sie womöglich nicht mehr leben. Die private Krankenversicherung ist da schon großzügiger – einmal im Jahr First Class wird erstattet.

HOW I WOULD DO IT!

Das zweijährliche professionelle Screening ist das Mindeste, was man zur Hautkrebsvorsorge beitragen kann. Optimal ist es, die Frequenz aus eigner Tasche auf einmal jährlich zu erhöhen. Ist das nicht möglich, sollte man sich selbst regelmäßig abchecken.

Tritt eine Pigmentveränderung neu auf, zahlen die Kassen den Kontrollbesuch beim Dermatologen. Wichtig ist dabei auch die Inspektion versteckter Partien, hinter den Ohren zum Beispiel, auf der Kopfhaut, unter den Füßen, zwischen den Zehen, in der Analregion. Grundsätzlich sollte dabei alles unter die Lupe genommen werden, was der ABCDE-Regel entspricht. Sie hilft, pigmentierte Hautveränderungen einzuschätzen. Die Buchstaben sind die Abkürzungen für fünf Merkmale, die mit einer malignen, sprich lebensbedrohenden Veränderung einhergehen.

A = Asymmetrie der Veränderung

B = Begrenzung ist unregelmäßig

C = Colorit (mehrfarbig durch uneinheitliche Pigmentierung

D = Durchmesser über fünf Millimeter

E = Erhabenheit über das Hautniveau

Marie

ABCDE
Regel für die Früherkennung
von Melanomen

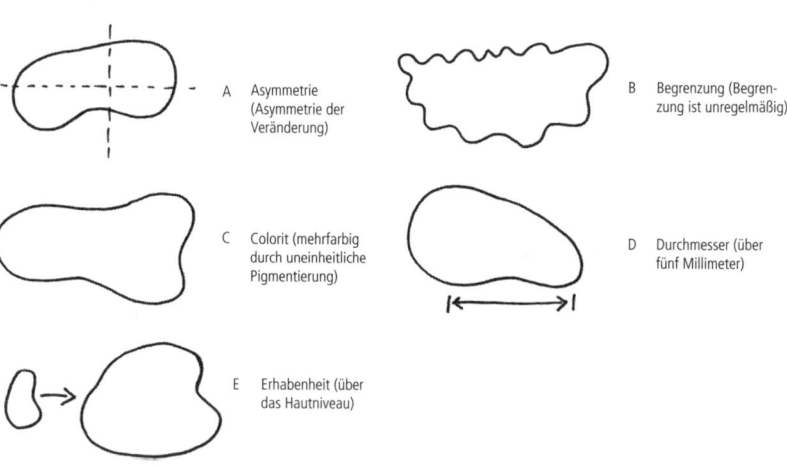

A   Asymmetrie
    (Asymmetrie der
    Veränderung)

B   Begrenzung (Begren-
    zung ist unregelmäßig)

C   Colorit (mehrfarbig
    durch uneinheitliche
    Pigmentierung)

D   Durchmesser (über
    fünf Millimeter)

E   Erhabenheit (über
    das Hautniveau)

Was genau ist nun Hautkrebs? Die Beschreibung der verschiedenen Arten füllt Lehrbücher, wir wollen sie zumindest in aller Kürze skizzieren. Ausgelöst wird Hautkrebs vor allem durch UV-Licht, das die Zell-DNA verändert. (An dieser Stelle sei betont, dass das auch auf das UV-Licht in Solarien zutrifft. Wir werden oft gefragt, ob Sonnenbänke denn nun wirklich so schädlich seien, und die Antwort lautet klipp und klar: ja.) Sind die pigmentbildenden Melanozyten betroffen, ist von schwarzem Hautkrebs die Rede. Zu dem kommen wir später. Fangen wir erst einmal mit der häufigsten Vorstufe von weißem Hautkrebs an, der aktinischen Keratose. Sie äußert sich durch aufgeraute Haut vor allem auf lichtexponierten Stellen wie der Stirn oder der Kopfhaut bei schütterem bzw. fehlendem Haar. Unbehandelt kann daraus weißer Hautkrebs entstehen.

Oft zeigt sich weißer Hautkrebs durch eine relativ glatte, glänzende und rötliche Oberfläche, am Rand umgeben von dermatoskopisch sichtbaren Blutgefäßen, den sogenannten Teleangiektasien. Je früher ein Dermatologe diese Stellen entfernt, desto besser. Wird der Schritt hinausgezögert, können aufwendige Operationen mit teilweise entstellenden Narben nötig werden. Weißer Hautkrebs nimmt extrem zu, auch wegen des demografischen Wandels. Er tritt meist spät ein, je älter die Bevölkerung ist, desto wahrscheinlicher wird er also. Man unterscheidet hier Basalzellkarzinome (Basaliome) und Plattenepithelkarzinome (z. B. Spinaliome). Basaliome streuen so gut wie gar nicht im Körper, Plattenepithelkarzinome nur in wenigen Fällen und mit steigender Dicke des Tumors umso häufiger. Aber auch wenn sich diese Art des Hautkrebses nur in wenigen Fällen im Körper verteilt, so ist es dennoch enorm wichtig, diese Hautveränderungen entfernen zu lassen. Dies möchten wir noch einmal betonen. Erst vor Kurzem sah Marie eine Patientin, welche einen solchen weißen Hautkrebs über zehn Jahre (!!) ignorierte und auf Rat einer Heilpraktikerin mit Cremes behandelte. Das Ergebnis: ein blumenkohlkopfgroßes Gewächs am Rücken. Nässend. Eiternd. Blutend. Nicht heilend. Befunde dieser Größe werden dann von Dermatologen oft an die Plastischen Chirurgen übergeben. Was jetzt notwendig ist, sind große und aufwendige

Verschiebungen von Gewebe sowie Haut- und Gewebetransplantationen. Etwas, was nicht sein muss, wenn man frühzeitig zur Abklärung veränderter Stellen geht und den Arztbesuch nicht scheut. Wieder einmal zeigt sich: Prävention vor Therapie.

So richtig ernst wird's aber bei schwarzem Hautkrebs, der erheblich gefährlicher ist. Am bekanntesten ist das maligne Melanom, das aus Leberflecken oder Muttermalen entsteht und dem Terminus »bösartig« (übrigens die Bedeutung von »maligne«) wirklich alle Ehre macht. Das beginnt damit, dass selbst Fachleute die Bedrohung mit bloßem Auge nur schwer von einem Muttermal unterscheiden können. Hinzu kommt, dass etwa fünf Prozent der Melanome nicht auf der sichtbaren Haut auftreten, sondern im Verborgenen wachsen. Unter den Nägeln etwa, am Auge (ein guter Grund, Sonnenbrillen nicht als rein modisches Accessoire zu betrachten), an Schleimhäuten oder der Hirnhaut. Besonders hinterrücks sind dann die sogenannten amelanotischen Melanome, die die Fähigkeit zur Pigmentbildung verloren haben und aussehen wie normale Haut. Von Melanomen bedroht sind insbesondere hellhäutige Menschen, vor allem wenn sie viele Muttermale besitzen, und erst recht, wenn sie mit einem solchen Merkmal geboren wurden. Auch die Gene scheinen einen Einfluss zu haben, denn hat bereits ein Familienangehöriger diesen Krebs entwickelt, steigt die Wahrscheinlichkeit, selbst zu erkranken. Seriöse Studien aus der ganzen Welt zeigen, dass alle eben genannten Faktoren das Melanom-Risiko deutlich erhöhen.

Im ersten Stadium der Krankheit lagern sich meist im Bereich der Hautveränderung vermehrt Pigmente ein und die Zellen beginnen in situ – also nur an diesem einen Ort – zu entarten. Zu diesem Zeitpunkt ist die Therapie noch denkbar einfach. Man schneidet die betroffene Hautstelle heraus, und das war's. Dabei geht man heute sogar sparsamer vor als noch vor wenigen Jahren. In der Regel wird die Haut heute im Umkreis von ein bis zwei Zentimetern des Tumors entfernt. Früher galten fünf Zentimeter als Nummer sicher, mittlerweile weiß man, dass das nur die Narbe vergrößert, aber keinen Gewinn bringt. Ab einer bestimmten Größe und Dicke greifen die mutierten Krebszellen aber auf die nächstgelegenen Lymphknoten über, die dann ebenfalls entfernt werden müssen. Haben sich bereits Ableger (Metastasen) in Organen gebildet, helfen nur noch verschiedene Medikamente und Chemo- und Strahlentherapie. Bis vor wenigen Jahren war die Diagnose in diesem Stadium noch das Todesurteil für die Patienten, doch mittlerweile hat man neue Medikamente entwickelt, die auch metastasierte Melanome einstellen können und die Lebenszeit etwas erhöhen.

MEHR JUGENDSCHUTZ!

Lichtschäden in der Haut entstehen hauptsächlich in den ersten 20 Lebensjahren und lösen Krebs in der Regel erst zwei bis drei Jahrzehnte später aus. Deshalb ist es so enorm bedeutsam, Kinderhaut zu schützen. Die Weltgesundheitsorganisation WHO geht so weit, bei starkem Sonnenlicht von Aufenthalten im Freien abzuraten. Als weitere Schutzmaßnahme werden UV-sichere Textilien empfohlen, für unbekleidete Haut Cremes mit LSF 50+.

Wie am Fließband
Hyperhidrose

Schweiß ist menschlich. Sogar sehr, sehr menschlich, die meisten Säugetiere regeln ihre Temperatur nämlich mit anderen Mitteln. Die Behauptung, jemand schwitze »wie ein Schwein«, ist aus biologischer Sicht also ziemlich verwirrend! Nur wir (und Pferde) benetzen die Hautoberfläche mit Schweiß, der uns dann beim Verdunsten kühlt. Bei Hitze, großer Anstrengung oder moderatem Schweißfluss alles andere als ein Grund, den Arzt aufzusuchen, schließlich ist Schwitzen ein völlig normaler, ja sogar lebensnotwendiger Vorgang. Von Hyperhidrose (übermäßigem Schwitzen) Betroffene schwitzen aber nach eigenen Regeln. Es kann zum Beispiel sein, dass an einem eiskalten Tag nur ihre Handflächen von einer Sekunde auf die nächste klitschnass werden, während sie vor Kälte zittern. Andere sind vom Scheitel bis zur Sohle wie durchs Wasser gezogen, sobald sie den Konferenzraum betreten, oder gehen in ewig nassen Schuhen durchs Leben. Erschreckend viele Menschen versuchen jahrelang, sich mit solchen Problemen zu arrangieren, weil sie nicht wissen, dass es gute Therapiemöglichkeiten gibt.

Betroffene stehen zunächst vor dem Problem der Arztwahl. An der Hyperhidrose sind Haut, Hormone und Nerven beteiligt, so gesehen wäre ein Gruppentermin mit einem Dermatologen, einem Endokrinologen und einem Neurologen hilfreich. Zum Glück gibt es mittlerweile Hyperhidrose-Fachzentren, die eine interdisziplinäre Behandlung ermöglichen. Wieso die Schweißdrüsen bei der Hyperhidrose außer Rand und Band geraten, können allerdings auch diese Expertenteams nicht beantworten. Die Ursachen der Erkrankung sind noch nicht einmal annähernd geklärt. Was man sicher weiß: Die Rechnung »Ich trinke ganz wenig, dann schwitze ich auch wenig« geht nicht auf. Wie viel man trinkt, beeinflusst die Anzahl der Toilettenbesuche erheblich stärker als den Schweißfluss. Zum Ausgleich gibt es einige wirksame Therapien. Zunächst einmal können hoch dosierte Antitranspirantien mit Aluminiumchlorid genutzt werden. Der Stoff passt perfekt in die Schweißdrüsenausgänge, blockiert sie in etwa wie der Korken eine Sektflasche und stoppt bzw. bremst so den Schweißfluss. Unserer Sicht nach eine perfekte Methode, die man einfach und kostengünstig ausprobieren kann. Am besten wirken die Antitranspirantien abends bzw. in ruhigen Momenten aufgetragen, weil das Aluminiumchlorid umso besser in die Schweißdrüsenausgänge vordringt, je weniger Schweiß ihm entgegenkommt. Den Korken wieder in die Sektflasche zu pfropfen fällt ja auch schwer, wenn die gerade überschäumt.

HEXENJAGD

Die öffentliche Kritik an Aluminiumchlorid können wir nicht teilen. Trägt man die Produkte auf nicht frisch rasierte Haut auf, geht die Aluminiumchlorid-Aufnahme gegen null und beträgt nur einen Bruchteil von dem, was man beispielsweise übers Trinkwasser aufnimmt. Die Alzheimer-Hysterie lässt grüßen. Man ist tätowiert, raucht wie ein Schlot, verpackt bzw. grillt in und mit Alufolie – aber gerade das morgendliche Deo verursacht Alzheimer? Bitte!

Auch Botulinumtoxin (mehr dazu ab Seite 175) kommt einmal mehr ins Spiel. Mit vielen kleinen Injektionen im Gesicht oder unter den Achseln angewendet, hemmt der Stoff für etwa drei bis vier Monate die Schweißdrüsenaktivität, man schwitzt einfach weniger. In Österreich übernehmen manchmal die Krankenkassen die Kosten, in Deutschland nur in bestimmten Fällen. Viele Patienten nehmen aber die dauerhaften Kosten in Kauf, denn die Methode wirkt gut. Wie bei allen anderen Anwendungen unterbricht Botulinumtoxin im Prinzip körpereigene Befehlsketten. Genau wie es auf der Stirn verhindert, dass das Signal zur Faltenbildung bei Muskeln ankommt, blockiert es auch die Kontaktpunkte der Schweißdrüsen.

Eine weitere Lösung ist die Leitungswasseriontophorese, eine Behandlungsmethode mit niedrig dosiertem Gleichstrom. Betroffene Partien werden in einem Wasserbad ungefähr für 20 Minuten unter Strom gesetzt, was übrigens nicht schmerzt, aber die Schweißsekretion hemmt. Für alle mit vollem Terminkalender können wir die Methode dennoch kaum empfehlen. Die Anwendung muss dauerhaft erfolgen, zunächst über einen Zeitraum von fünf bis sechs Wochen etwa drei- bis fünfmal pro Woche, danach ein Leben lang ein- bis zweimal die Woche. Einige Kassen übernehmen die Kosten.

Operativ kann man die Schweißdrüsen mit einem Laser oder mit Radiofrequenz entfernen, es gibt aber auch Zentren, die die Drüsen mit einem Skalpell wegschneiden oder mit einer Saugnadel entfernen. Zurück bleiben allerdings Narben, und es ist nicht garantiert, dass man danach nicht mehr schwitzt. In den meisten

Fällen hilft dies allerdings nachhaltig, nur etwa ein Fünftel der Patienten erlebt einen Rückfall. Und die Sache hat noch einen Pferdefuß, der Körper kann nämlich auch mit der vermehrten Schweißproduktion auf andere Regionen ausweichen.

Neue Hoffnung verspricht die Behandlung mit Mikrowellen. Der Vorsicht halber sei betont, dass es sich dabei um spezielle Mikrowellen handelt, die mit dem Gerät in der Küche nicht erzielt werden. Also bitte keine Selbstversuche. Der Markenname des dabei verwendeten Geräts lautet MiraDry®. Hier wird Hitze im Bereich der Schweißdrüsen erzeugt, während Kühlvorrichtungen die übrige Haut so schützen, dass sie keinen Schaden nimmt. Die Studienlage ist allerdings noch schwach, deshalb können wir MiraDry® nicht als Goldstandard in der Hyperhidrose-Therapie empfehlen – einen Versuch ist es auf alle Fälle wert, denn dass es keine Langzeitstudien gibt, heißt lediglich, dass die Methode neu ist, und nicht, dass sie nicht wirkt. Immerhin gibt es aber Daten, nach denen nur zehn Prozent der Patienten einen Rückfall erleben, und es wurden noch keine gravierenden Nebenwirkungen beschrieben.

DAS GROSSE RÄTSEL

Eine extrem weitverbreitete Spielart der Hyperhidrose sind die bekannten Flushs, unter denen etwa vier von fünf Frauen während der Wechseljahre leiden. Ob Sie's glauben oder nicht: Wieso das überhaupt passiert, weiß niemand. Die Forschung behandelt die Schweißdrüsen generell stiefmütterlich, aber zum Thema Wechseljahre und Schweißattacken hat sie rein gar nichts zu sagen.

Nichts hilft
Periorale Dermatitis

Wenn Patienten wegen dieses Phänomens in die Sprechstunde kommen, erleben wir oft einen ähnlichen Ablauf. Noch bevor man sich die Hand gegeben hat, wissen wir per Blickdiagnose, wo das Problem liegt. Die Patienten selbst meinen aber, eine
komplizierte und seltene Krankheit zu haben, die eine diagnosti-
sche Meisterleistung nötig macht. Dabei spricht ihr Gesicht Bän-
de. Viele kleine Pickel auf geröteter Haut im Mundbereich, so ist
das typische Erscheinungsbild der perioralen Dermatitis.

   In erster Linie ist das ein Frauenproblem und betrifft vor allem Kandidatinnen, die eine sehr empfindliche und/oder atopische Haut haben, vielleicht als Kind unter Neurodermitis oder
gegenwärtig an Heuschnupfen leiden. All das sind aber nur Faktoren, die ein Auftreten der perioralen Dermatitis begünstigen.
Ihre Ursache ist in gefühlten 99 von 100 Fällen die übermäßige Anwendung von Hautpflegeprodukten. Was fatal ist, weil
beim ersten Auftreten der Rötungen und Pickeln zu noch mehr
Cremes gegriffen wird. Die Betroffenen schmieren fleißig Heil-
salben auf die Stellen und überdecken sie großzügig mit Make-
up. Ein Teufelskreis entsteht, denn beides macht die Sache nur
schlimmer. Die Hautbarriere leidet, und in der dehydrierten
Haut entstehen kleine Risse, in die leicht Krankheitserreger eindringen.

Was hilft? Nichts. Im Ernst. Wir empfehlen eine sogenannte
Null-Therapie, also den vorübergehenden, aber konsequenten

Verzicht auf jegliche Hautpflege. Eine Ausnahme bilden verschreibungspflichtige Produkte mit Erythromycin, einem Antibiotikum. Kontraproduktiv wirkt Kortison. In den ersten Tagen verbessert es die Symptome der perioralen Dermatitis zwar enorm, die Patienten wären nach zwei, drei Tagen beschwerdefrei. Aber nach dem Absetzen geht die ganze Litanei wieder von vorn los, und zwar stärker als zuvor.

AUF EIN WORT

Periorale Dermatitis mag ein Zungenbrecher sein, ist aber schnell erklärt: »Dermatitis« ist die Entzündung der Haut, und »perioral« bedeutet quasi »um den Mund herum«. Im Volksmund spricht man auch von der Stewardessen-Krankheit, was daher rührt, dass Stewardessen in der knochentrockenen Kabinenluft besonders viel Cremes benutzen und tendenziell großzügig mit Make-up umgehen. Unter Stewardessen ist die periorale Dermatitis daher keine Seltenheit. Mehr hilft leider nicht immer mehr!

Man geht davon aus, dass nicht einzelne kosmetische Wirkstoffe das Problem verursachen, sondern vielmehr der Chemiecocktail, der sich bei Verwendung von vielen Kosmetika in der Haut akkumuliert. Offenbar ist der sensibilisierten Haut die Befeuerung mit Emulgatoren, Lipiden, Gelbildern, Weichmachern, Konservierungs-, Duft- und Farbstoffen und, und, und einfach zu viel. Betroffene sind also gut beraten, nach der Genesung ihre

Hautpflege unter eine sehr sparsame Leitlinie zu stellen und nur wenige Produkte mit möglichst wenigen Inhaltsstoffen an ihre Haut zu lassen. Sinnvoll ist hier gegebenenalls auch eine allerologische Testung mit eigenen Kosmetika.

Die Zeit heilt nicht alle Wunden
Chronische Wunden

Chronische Wunden und Wundheilungsstörungen sind häufig Begleitsymptome von systemischen Krankheiten. Paradebeispiele dafür wären Diabetes und venöse Insuffizienz (Venenschwäche). Doch auch bei allen anderen Erkrankungen, die Blutdruck und Durchblutung betreffen, können chronische Wundheilungsstörungen auftreten. Es gibt viele Vorsorge- und Therapiemöglichkeiten gegen solche Hautveränderungen, aber keinen einzigen Grund, hartnäckige Wunden kampflos hinzunehmen.

Grundsätzlich gilt, wie so oft im Leben, auch hier der Leitsatz, dass alle großen Probleme klein anfangen. Wer eine der oben genannten Krankheiten hat, ist also gut beraten, bei schlecht heilenden Wunden schnell einen Arzt aufzusuchen. Schnell heißt in diesem Fall nach etwa 14 Tagen, denn so lange braucht auch eine akute Wunde auf gesunder Haut, bis sie zuheilt – je nach Größe kann das natürlich etwas länger dauern. Von einer chronischen Wunde sprechen wir, wenn sie nach dieser Zeit noch immer offen ist, immer nässt und der Heilungsprozess an sich gehemmt oder geschädigt ist. Diabetologen empfehlen ihren Patienten sogar, einigen Aufwand zum Schutz der Füße zu betreiben, die als weit vom Herzen entfernte Körperteile besonders bedroht sind. Penible Hautpflege, extraweiche Socken, gut sitzendes, nicht zu enges Schuhwerk, ja sogar Tricks wie das Auspolstern der Socke mit Watte sollen verhindern, dass überhaupt eine Wunde entsteht. Denn das kann vor allem bei älteren Diabetikern leicht geschehen. Weil eine Langzeitfolge auch eine Beeinträchtigung der Nerven ist, fällt den Betroffenen zum Beispiel nicht auf, wenn eine Falte in der Socke an der Haut reibt. Aus der kleinen Reizung kann ohne weiteres Zutun eine Wunde entstehen, da die Gefäße aufgrund der venösen Insuffizienz schlechter arbeiten und mehr Flüssigkeit aus den Venen austritt, sodass die Stelle anschwillt und noch empfindlicher wird.

Wer nach dieser Frist von rund zwei Wochen schulterzuckend beschließt, das Problem werde sich schon allein auswachsen, schadet aus mehreren Gründen nur sich selbst. Erst einmal wachsen chronische Wunden stetig weiter, weil die Störung ihres Zellhaushalts benachbarte Areale stresst (erst recht, wenn die Blutversorgung schlecht ist, der Nachschub an Nahrung für die Zellen also schwach ist). Außerdem sitzen in der Wunde unweigerlich Hautkeime. Normalerweise harmlos, gelten sie in der Wunde als pathologisch und müssen entfernt werden. Je länger das Problem gärt, desto größer wird es also.

Die bekannteste Form der chronischen Wunden dürfte das Druckgeschwür sein, also ein sogenannter Dekubitus. Dekubiti – die Mehrzahl von Dekubitus (für alle, die Latein nie lernen mussten oder die Stunden im Dämmerschlaf verbracht haben) – sieht man oft bei Patienten, die ewig lang im Bett liegen oder einen Rollstuhl nutzen müssen. Die fortwährende punktuelle

Belastung bestimmter Körperregionen lässt Druckstellen entstehen, aus denen sich mit der Zeit eine Wunde entwickelt. Ähnlich häufig sehen wir Ulcus cruri, auf gut Deutsch: offene Wunden am Unterschenkel. Bei einer chronisch venösen Insuffizienz werden die Venenwände mit den Jahren so schwach, dass immer mehr Wasser aus ihnen austritt. Falls Sie sich fragen, was daran so schlimm ist: Stellen Sie sich vor, Ihr Keller wäre überflutet und Sie hätten zwar eine Pumpe, aber nur einen porösen Schlauch, der weniger Wasser abtransportiert als ankommt. Irgendwann gibt dann auch die solideste Mauer auf. Je älter man ist, desto höher wird auch die Wahrscheinlichkeit für solche chronische Wunden. Das liegt daran, dass die für die Wundheilung zuständigen Zellen mit den Jahren schlechter arbeiten, also weniger Kollagen und Wachstumsfaktoren ausschütten.

NEWTON KENNT DEN GRUND

Durchlässige Venen treten vor allem dort auf, wo der Druck am größten ist – und das sind dank Schwerkraft und der Fähigkeit, sich aufrecht fortzubewegen, Unterschenkel und Füße. Die Region schwillt an und wird anfälliger. Wir Ärzte nennen die so entstehende, im hohen Alter nahezu unvermeidbare Venendurchlässigkeit »Leakage«.

Beim Arzt wird die Wunde erst einmal intensiv gereinigt, und zwar durch ein sogenanntes Débridement. Das geht mechanisch mit einer Art scharfkantigem Löffel, mit dem die Wunde ausgekratzt wird. Sinn und Zweck des Ganzen ist es, die Mikroorganismen zu entfernen und durch die frischen Verletzungen, die man mit diesem scharfen Löffel setzt, die Blutversorgung und damit den Nachschub an wundheilungsfördernden Stoffen anzukurbeln. Es gibt auch ein Débridement mit Wasserstrahl, die sogenannte Jet-Lavage, bei der eine Mischung aus Spritzpistole und Hochdruckreiniger zum Einsatz kommt. Lockere und nicht bombenfest sitzende Gewebeteile werden einfach weggeschwemmt. Hilfreich sind auch Fußbäder, meist mit Jod-Komponente, gegen die Bakterien. Ebenso helfen spezielle Wundauflagen mit Silberschichtung, die toxisch auf Mikroorganismen wirken, oder der lokale Einsatz von Antibiotika und Kortison.

In besonders schweren Fällen wirken diese beiden Mittel als Team auch dort, wo andere Methoden versagen. Wir haben Patienten erlebt, die seit Jahren (!) gegen ein offenes Bein gekämpft haben. Die Therapie aus Antibiotika und Kortison sorgte innerhalb von Wochen für Beschwerdefreiheit. Eine relativ neue Methode kommt ganz ohne Medikamente aus. Vor allem im chirurgischen Bereich setzt man auf VACs, das sind vakuumassistierte Verbände. Der Chirurg schneidet eine Art Schwamm so zu, dass er gut in die Wunde passt, und saugt dann mit einer speziellen Maschine unter Luftabschluss an diesem Schwamm. Wie bei einer Saugglocke entsteht ein permanenter Unterdruck, der Körperflüssigkeiten anzieht. Hierbei werden zunächst alle Bakterien aus der Wunde in den Schwamm gaugt, und zusätzlich stimuliert der Unterdruck die Bildung von Wachstumsfaktoren. Eine regelmäßige chirurgische Reinigung der Wunde bleibt jedoch trotzdem nicht aus.

5. Was heißt hier »schön«?

Jetzt geht's unter die Haut

Schönheit liegt im Auge des Betrachters, das wissen wir alle. Jeder entscheidet zunächst einmal selbst, ob er eine Zornesfalte, eine Stupsnase oder einen mädchenhaften Busen als individuelles, unabänderliches Merkmal bewertet oder als einen Störfaktor, dem mit den Mitteln der ästhetischen Medizin zu Leibe gerückt werden kann. Restlos individuell sind solche Entscheidungen aber nicht. Wichtig ist zum Beispiel erst einmal die Frage, ob der Patient weiblich oder männlich ist. In unserem Freundeskreis erleben wir die Unterschiede. Einige von Matthias' Freunden machen gern Späße und sagen: »Du kannst mir ja später Fett absaugen«, bevor sie sich Pommes frites bestellen. In Wirklichkeit leben sie allerdings sehr bewusst, schauen, dass sie sich gesund ernähren, und treiben regelmäßig Sport. Sie verteufeln Schönheitsoperationen nicht, sie gehen offen mit dem Thema um und schlie-

ßen es für sich nicht kategorisch aus – aber das alles aus einer
gewissen Distanz.

Bei Maries Freundinnen ist das Interesse größer. Wie kann
ich meine Stirnfalten minimieren? Was kann ich gegen meine
Augenringe tun? Wie genau läuft eine Brust-OP ab? Solche Fragen hört Marie nicht selten. Vor allem minimalinvasive Methoden wie Botulinumtoxin, Filler und PRP werden mit schöner Regelmäßigkeit angeschnitten.

Die ästhetischen Patienten, die wir im Praxisalltag treffen, nehmen eine andere Perspektive ein. Sie fühlen sich meist schon länger durch lokale Probleme wie kleine Fältchen um die Augen, die
Zornesfalte oder bestimmte Fettpolster beeinträchtigt, haben in
der Regel schon erfolglos diverse Cremes ausprobiert und sind
jetzt so weit, sich von einem Arzt helfen zu lassen. Die meisten können klipp und klar benennen, was sie stört, und wir können ihre Anliegen in vielen Fällen gut nachvollziehen – denn das
Gros der Patienten schätzt sich relativ realistisch ein. Nicht wenige Beratungsgespräche beweisen aber auch, dass Menschen zu
ihrem Spiegelbild ein sehr subjektives Verhältnis aufbauen können: Wir erleben regelmäßig, dass Patienten verschobene Vorstellungen von sich haben.

Das Bild von sich selbst

Wenn Menschen offen über Sorgen wegen ihres Äußeren reden, verraten sie unweigerlich viel über sich selbst. In einer ästhetisch-medizinischen Sprechstunde schwingt deshalb immer etwas Psychologie mit. Manchmal auch so viel, dass es Chirurgen und Dermatologen überfordert, denn wenn ein Patient sich als eine einzige Baustelle wahrnimmt, kann ihm die ästhetische Medizin nicht helfen. Dysmorphophobie wird die Krankheit genannt, in der Eigenwahrnehmung zu entgleisen. Sie betrifft viel mehr Menschen, als wir zu Beginn unserer Arbeit annahmen. In Publikationen und Berichten von Kollegen wird jeder fünfte bis zehnte Patient als betroffen eingeschätzt. Das entspricht natürlich nicht dem Querschnitt der Bevölkerung, sondern nur die Patienten der Ästhetischen Medizin. Dysmorphophobikern hilft kein Filler, denn egal, wie gut die Lippenunterspritzung oder ein anderer Eingriff aus Sicht des Arztes gelungen sein mag, sie werden nie zufrieden sein. Auch gute Worte richten hier nichts aus: Die ICD-10, das Klassifikationssystem der Weltgesundheitsorganisation (WHO) für medizinische Diagnosen, wertet fehlende Akzeptanz für die ärztliche Meinung als wichtiges Merkmal für Dysmorphophobie. Wir verstehen es gut, dass viele Kollegen die Behandlung beim Verdacht auf Dysmorphophobie ablehnen, und halten es für ein echtes Qualitätsmerkmal.

Manchmal würden potenzielle Patienten sich sicher anders bewerten, wenn sie sich nicht anhand ihres Spiegelbilds oder anhand von Fotos beurteilen würden. Wir glauben, dass Schönheit weit mehr durch Auftreten und Einstellung beeinflusst wird, als die meisten Patienten annehmen. Es zeigt sich doch immer wieder, dass durchschnittlich aussehende, aber sehr offen auftretende und zufriedene Menschen viel schöner wirken als jemand, der äußerlich vielleicht perfekt ist, aber verschlossen und verbittert erscheint. Deshalb glauben wir, dass der Blick in den Spiegel oder das Betrachten von Fotos nicht zum korrekten Selbstbild führen. Sie zeichnen immer nur ein zweidimensionales Bild, verraten also überhaupt nicht, wie uns andere Menschen wahrnehmen. Denn Schönheit, das darf man nicht vergessen, ist kein Selbstzweck. Wir wollen schön sein, weil wir gemocht oder geliebt werden möchten. Und es ist sehr schwer, jemanden zu mögen oder zu lieben, der sich selbst nicht mag oder liebt. Da helfen dann weder der perfekte Busen noch die faltenfreie Stirn wirklich weiter, egal, wie toll sie auf dem neuesten Instagram-Selfie aussehen mögen.

HOW I WOULD DO IT!

Wenn ich mir über meine Erscheinung unsicher wäre, würde ich mit der Handykamera ein Video von mir aufzunehmen. Hier sieht man die eigene Körperhaltung und die Mimik, wobei also Dinge auffallen können, die auf einem Foto untergehen.
Marie

Geschmackssache

Auf die Frage, wie genau ein perfekter Busen überhaupt aussieht, gibt es keine allgemeingültige Antwort – und das liegt nicht nur an den mehr oder minder persönlichen Vorlieben. Zum einen gibt und gab es schon immer verschiedene Schönheitsideale. Da wären einmal historische Moden, das liegt auf der Hand. Allein zur Frage, welcher Frauenkörper denn nun optimal ist, geht es von einem Extrem zum anderen. Während im alten Ägypten dünne große Frauen das Ideal darstellten, dominierten im antiken Griechenland eher füllige Frauen mit heller Haut das Bild. In der Renaissance waren breite Hüften und volle Brüste begehrte Zeichen von Reichtum und Fruchtbarkeit, in der Romantik wurde zarten Geschöpfen der Vorzug gegeben.

Im 20. Jahrhundert nahmen die Wandlungen im idealen Frauenbild erst recht Fahrt auf. 1920er: dünn – 1950er: kurvig – 1980er: athletisch – 1990er: mager à la Kate Moss … Psychologen und Soziologen, die das Phänomen Schönheit erforschen, gehen davon aus, dass die jeweiligen Ideale gesellschaftlich geprägt sind. Ist die Frauenrolle in erster Linie durch Mutterschaft definiert, gelten breite Becken und füllige Formen als schön. Steht eher statt der Kinderschar die Karriere im Fokus, sind ein athletischer Körper und eine schlanke Linie als Zeichen von Selbstdisziplin gewünscht.

Doch auch wenn man sich in der Gegenwart umsieht, gibt es die eine global gültige Schönheit nicht. In Miami feiert man »Big Butts«, extrem üppige Pos, in Frankreich regiert Size Zero. Auch scheiden sich die Geister an der Frage, wie intensiv bzw. wie auffällig die Natur optimiert werden sollte. In Skandinavien und meist auch im deutschsprachigen Raum kann es gar nicht diskret genug zugehen, in den USA und Australien gelten klar wahrnehmbare Brustimplantate und offenkundig geliftete Gesichter als Statussymbol.

Auch in Asien sind aus hiesiger Sicht krasse Eingriffe gang und gäbe. Da werden Knochen für Beinverlängerungen durchsägt und Rippen entfernt, um eine Wespentaille zu erzeugen –

was bedeutet, dass der Darm und eventuell auch die Lungen komprimiert werden, und das geht ganz klar mit einer Einschränkung an Lebensqualität einher. Uns erinnert das an die abgebundenen Füße im alten China, im Grunde eine frühe brachiale Form von Schönheitsoperation.

Der Trend, »gemachte« Schönheit anzustreben, kommt übrigens gerade in Deutschland an. Es ist zwar immer noch die Ausnahme, aber speziell bei jüngeren Patienten erleben wir durchaus, dass explizit nach sichtbaren Maßnahmen gefragt wird. Etwa bei der Wahl des Brustimplantates, da haben wir schon gehört: »Ich finde es gut, wenn man sieht, dass die Brüste gemacht sind.« Ähnlich die Frage, welche Menge Filler in die Lippe darf. Nach unserer Ansicht völlig überzogene Fünf-Milliliter-Portionen – fast schon Standard zwischen Manhattan und Melbourne – finden auch in Deutschland Fans, wie ein Gang durch eine Fußgängerzone belegt. Nebenbei bemerkt: Wir halten je nach Ausgangssituation 0,5 bis 2 Milliliter Filler in den Lippen als empfehlenswert, und das Gros der Patienten teilt diese Ansicht auch.

Zwei gemeinsame Nenner

Lässt man alle Moden außer Acht, gibt es zwei Merkmale, die ziemlich sicher schön machen. Einmal tut es langfristig gut, Extreme auch in der Korrektur zu vermeiden. Denn dass schmale Lippen und abstehende Ohren unschön sind, ist nur die eine Seite der Medaille. Schlauchbootlippen und extrem am Schädel anliegende Ohren stören ebenso. Letzteres kommt häufiger vor, als Sie glauben: Es gibt durchaus Ohranlege-Plastiken, bei denen einfach übertrieben wurde. Das gesunde Mittelmaß wird vielleicht kein Aufsehen erregen, aber es wird in einem gewissen Bereich immer als schön empfunden werden. Unsere Theorie zu Ausnahmepatienten wie der grotesk gelifteten und unterspritzten Jocelyn Wildenstein – bekannt als »Katzenfrau« – ist deshalb auch, dass es ihnen gar nicht um Schönheit geht, sondern um Aufmerksamkeit. Walnussgroße »Ohr-Tunnel« und XXL-Implantate wirken auf uns ähnlich. Wahrscheinlich würden Menschen ohne solche Hingucker in der Summe als schöner empfunden werden, jedoch auch weniger auffallen.

BEAUTY 3.0

Es gibt die Theorie, dass in Instagram-Zeiten streitbare Hingucker wie auffällige Tattoos, extreme Frisuren oder übertrieben unterspritzte Lippen an die Stelle von Schönheit getreten sind. Ideal ist nicht mehr das Perfekte, Makellose, sondern das Außergewöhnliche, das Polarisierende, das sich in der Bilderflut von Instagram durchsetzt und Klicks erzeugt. Ist anders das neue Schön?

Der zweite Beautyjoker ist das Hautbild. Wenn man es sich historisch anschaut, ist eine optimale Hauttextur das Einzige, was konstant als schön empfunden wird. Von extremer Blässe im Rokoko bis zum Solarium-Tiefbraun der 1980er-Jahre hat sich die ideale Hautfarbe so oft gewandelt wie die ideale Silhouette.

Die Globalisierung wird das noch vorantreiben, nehmen wir an. Nur ein Merkmal widersetzt sich allen Moden: Ein samtweicher Teint, natürlich ohne die Spur eines einzigen Pickels, gilt quer durch alle Jahrhunderte und Kontinente als schön. Die Patienten unterschätzen die Bedeutung des Hautbildes dennoch regelmäßig. In der Sprechstunde klagen sie zunächst über ein ganz anderes Detail – etwa die Nasolabialfalte –, während uns als Gegenüber große Poren und Pickel auffallen. Schneiden wir dann das Thema Hautbild an, hören wir oft: »Ach, ich hab doch gar nicht so schlechte Haut.« Auch von Menschen, die sehr viel schönere Haut haben könnten, wenn sie etwas dafür tun würden.

Wir denken deshalb, dass das Hautbild in der Diskussion über ästhetische Medizin eindeutig unterrepräsentiert ist. Wie sehr ein schlechtes Hautbild bei einem Akne- und Neurodermitis-Schub unsere Schönheit beeinträchtigt, das können die meisten schnell nachvollziehen. Die positive Wirkung eines schönen Teints wird aber paradoxerweise unterschätzt. Unserer Meinung nach könnten Patienten der ästhetischen Medizin allein durch die Verbesserung ihres Hautbildes sehr profitieren. Chemical Peelings, PRP, oberflächlich injizierte Filler und bestimmte Laserbehandlungen zum »Skin Resurfacing« bieten sich hier hervorragend an.

Wer entscheidet?

In unkomplizierten Fällen hat der Patient eine präzise Vorstellung davon, was ihn schöner machen könnte, der Arzt gibt eine Therapieempfehlung, und der Patient stimmt zu. Aber was pas-

siert, wenn Arztmeinung und Patientenwunsch nicht überein-
stimmen? Unserer Erfahrung nach spaltet sich die Klientel der
Ästhetischen Medizin in zwei Lager. Vor allem ältere Patienten
kommen mit wenigen Vorinformationen in die Praxis, vertrauen
den Ärzten fast blind und geben alle Verantwortung gern ab. Respekt vor dem Arzt ist der Motor, denken wir. Über die Behandlung an sich werden diese Patienten nicht öffentlich sprechen. Es
gibt auch junge Patienten mit dieser Attitüde, aber sie sind in der
Minderheit. Auf der anderen Seite steht der Patient, der vor dem
Arztgespräch ausgiebig »Dr. Google« befragt hat oder im Freundeskreis offen über Eingriffe redet. Ob das so erworbene Vorwis-
sen richtig ist oder nicht, muss sich dann allerdings noch im Gespräch herausstellen.

Einige Fehlinformationen halten sich hartnäckig, etwa dass
Lippen mit Botulinumtoxin aufgespritzt werden (was einfach
Quatsch ist, Botulinumtoxin ist kein Filler, mehr dazu ab Seite 175). Andere entstehen, weil etwas nur halb verstanden wurde. Viele Patienten kommen zum Beispiel in die Sprechstunde und wünschen sich, dass ihre Nasolabialfalte unterspritzt
wird. Dabei reicht oft eine kurze Blickdiagnose, um die Ursache für die Nasolabialfalten auszumachen: mangelndes Volumen im Jochbeinbereich, durch das die Gesichtshaut absinkt
und sich die Nasolabialfalten überhaupt erst bilden bzw. verstärken. Im günstigen Fall ist der Patient nicht beratungsresis-
tent und versteift sich nicht auf die ausgesuchte, aber gegebe-
nenfalls ineffektive Behandlungsmethode. Bleibt der Patient
bei der vorgefassten Meinung, hat der Arzt zwei Möglichkeiten. Viele machen sich die Mühe weitere Überzeugungsarbeit

zu leisten und die Behandlung abzulehnen, wenn sie für den Patienten und sich keine Erfolgsaussichten sehen. Es gibt aber auch Kollegen, die sich dann dazu hinreißen lassen, dem Patientenwunsch zu folgen, frei nach dem Motto: Die Patienten wollen es sowieso, und wenn ich es nicht mache, dann gehen sie zu einem Kollegen.

AUF EIN WORT

»Botox®« ist der häufig verwendete Eigenname des Nervengiftes Botulinumtoxin. Für die Faltenbehandlung hergenommene Präparate heißen je nach Hersteller zum Beispiel Vistabel®, Dysport® oder Azzalure®. »Botox®« zu Botulinumtoxin zu sagen ist also in etwa so sinnvoll, als würde man nach einem »Tempo« fragen, wenn man ein Papiertaschentuch braucht – nicht korrekt, macht aber trotzdem jeder.

Was hier mit hineinspielt, ist die Tatsache, dass im Internet nicht nur falsche, sondern auch einfach veraltete Meinungen propagiert werden. Gerade die Bedeutung der Verschiebung der Gesichtskompartimente – also Volumenverlust und »Sagging« (Absacken) – wurde erst in den vergangenen Jahren durch Studien mit Computer- und Magnetresonanztomografie belegt. Mauricio de Maio, ein brasilianischer Schönheitschirurg, ist der Vorreiter. Er hat eindrucksvoll bewiesen, dass der Filler nicht unbedingt unter die störende Falte gehört. Mit der richtigen Dosis am richtigen Ort aufgepolstert, bekommt das Gesicht eine jugendlichere Kontur, und das lässt uns im Auge des Betrachters viel jünger wirken als eine restlos geglättete Stirn. De Maio nutzt für ein komplettes Lifting mit Filler auch mal bis zu 14 Milliliter, eine Menge, bei der man eigentlich mit völlig übertriebenen Pausbäckchen rechnen müsste. Bei solch einer Dosis ist es natürlich immens wichtig, dass sehr geschickt und differenziert gearbeitet wird. Bei de Maio ist das Ergebnis fantastisch, womit einmal mehr belegt wäre, wie wichtig die Erfahrung des behandelnden Arztes ist.

Wie offen ein Patient mit dem Thema Beauty-OP umgeht, ist für einen Eingriff durchaus bedeutsam: Soll der Eingriff von Kollegen, Freunden oder womöglich dem eigenen Ehepartner – ja, das kommt vor! – unbemerkt verlaufen, fallen viele Techniken flach. »Das darf aber niemand merken« ist ein Satz, der annähernd täglich geäußert wird. Gerade die Älteren sagen: »Oje, wenn ich mich jetzt lasern lasse, dann muss ich mich ja wirklich drei Wochen einschließen, damit das keiner mitkriegt.«

Die Jüngeren sind entspannter, die sagen eher: »Ach komm, wir lasern am Freitag, ich geh Montag wieder arbeiten.« Je mehr Geheimniskrämerei im Spiel ist, desto wichtiger wird die Down-Time, also die Zeit, die verstreicht, bis Nebenwirkungen wie Rötungen, blaue Flecken oder Schwellungen abgeklungen sind. Spielt die Down-Time eine größere Rolle als die Effizienz einer Behandlung, ist das aus ärztlicher Sicht schwierig.

Wir möchten, dass der Patient langfristig zufrieden ist mit dem Eingriff. Deshalb empfehlen wir, im Zweifel in den sauren Apfel zu beißen und eine gewisse Down-Time in Kauf zu nehmen.

6. Kein Licht
ohne Schatten

Geht es um die Optimierung des Äußeren
wird eine Fülle von Methoden beworben.
Nicht alle halten, was sie versprechen.

Ganz früher war Schönheitschirurgie Männersache. Und schmerzhaft. Die Ärzte in frühen Hochkulturen wie dem persischen Reich versuchten nämlich in erster Linie, vom Krieg gezeichnete Feldherren wiederherzustellen – allerdings ohne nennenswerte Anästhesie ... Autsch! Heute ist eigentlich das genaue Gegenteil populär. Die statistischen Werte der verschiedenen Facharztverbände sind zwar nicht ganz deckungsgleich, aber 85 bis 90 Prozent der Patienten sind demnach Frauen. Und vor allem minimalinvasive Treatments boomen, also Behandlungen, bei denen der Patient nicht mehr spüren soll als einen kleinen Piks oder etwas Wärme. Verständlich, dass das gut ankommt, erst recht wenn die schönsten Ergebnisse locken. Hätte sicher auch den persischen Feldherren gefallen.

Leider werden an diese »Light«-Eingriffe aber oft falsche Hoffnungen geknüpft, finden wir. Nehmen wir das Beispiel der dauerhaften Haarentfernung, bei der die störenden Follikel per Lichtblitz kaltgestellt werden. Marie sieht in der Praxis immer wieder Patienten, die völlig baff sind, dass eine Behandlung allein nicht ausreicht. Die Antwort auf die Informationen, dass bis zur Haarlosigkeit bis zu 15 Sitzungen nötig sein können, ist immer die gleiche, nämlich:»Was? Ich dachte, das ist morgen weg.« Genauso verhält es sich im Endeffekt bei Botulinumtoxin, Fillern, der Fett-weg-Spritze und, und, und. Viele Patienten meinen, ihr Ziel sei auf minimalinvasivem Wege von heute auf morgen erreichbar. Fakt ist aber, dass nahezu immer mehrere und/oder kontinuierliche minimalinvasive Behandlungen nötig sind – von nichts kommt bekanntlich auch nichts.

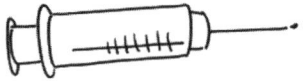

Mit einem Mal erledigt sich in der Regel nur etwas, wenn ein Chirurg Skalpell oder Saugkanüle ansetzt. Wir empfehlen daher, die minimalinvasiven Treatments nicht mit einer Operation wie einem chirurgischen Lifting oder einer Fettabsaugung gleichzusetzen. Eher passt der Vergleich mit der professionellen Zahnreinigung. Sie bringt viel, ja. Aber jeder akzeptiert, dass man spätestens nach einem Jahr wieder auf dem Behandlungsstuhl Platz nehmen muss. Und was die langfristige Effizienz der allzu oft als gefahrlos bezeichneten und vermeintlich sanften Treatments angeht, nehmen wir auch eine eher skeptische Haltung ein. Man kann mit Botulinum, Fillern, Fäden und dergleichen eine Menge erreichen, klar, aber eben nicht alles.

Im Folgenden wollen wir Behandlungen skizzieren, die uns bisher besonders aufgefallen sind oder zu denen uns Fragen auf dem Blog überraschten. Viele Themen kommen zu kurz oder werden nur am Rande erwähnt, zum Beispiel die Fettabsaugung oder die Oberlidstraffung, beides sehr beliebte Treatments. Da haben wir ganz einfach den Eindruck, dass die allgemein kursierenden Informationen relativ gut sind. Desgleichen reden wir hier zum Beispiel auch nicht über starke chemische Peelings, also die Peelings, bei denen die Oberhaut mit hochkonzentrierter Säure (z. B. Trichloressigsäure) angegangen wird.

ZWISCHEN LUXUS UND LEID

Regelmäßig flammt die Diskussion auf, ob im Wartezimmer des Ästhetisch-Plastischen Chirurgen wirklich Patienten sitzen oder ob es sich nicht eher um Kunden handelt. Dabei hat die Weltgesundheitsorganisation die Frage schon lange beantwortet. Gesundheit, sagt die WHO, ist ein Zustand völligen psychischen, physischen und sozialen Wohlbefindens und nicht nur das Freisein von Krankheit und Gebrechen. Klar, auch wir wissen, dass es Fälle gibt, in denen die neue Brust analog zum neuen Designer-Outfit gesehen wird. Aber glauben Sie uns, das Gros der Patienten kommt wegen echter Beeinträchtigungen zum Arzt.

Der Grund für unsere Entscheidung: Diese Rosskur hat zwar
Anhänger, führt aber zahlenmäßig ein echtes Schattendasein.
Doch genug zu den Dingen, über die wir hier nicht reden. Zehn
Methoden, die vielen Menschen wirklich helfen und die viele
Menschen wirklich beschäftigen.

Schnell mal schlank?
Fett-weg-Spritze/Kryolipolyse

Die Fett-weg-Spritze oder Injektionslipolyse ist in den USA bereits sehr populär, und auch dieser Trend ist zu uns herüber-
geschwappt. Behandlungen mit der Fett-weg-Spritze sind im
ästhetischen Bereich nicht mehr wegzudenken. Die Spritze imi-
tiert – wie so oft in der Medizin – natürliche Körpervorgänge, in
diesem Fall die Rolle der Gallensäuren. Wenn wir etwas Fetthal-
tiges essen, müssen die Gallensäuren erst die Fettzellen aufspal-
ten, damit der Körper sie verwerten kann. Die Fett-weg-Spritze macht das Gleiche, nur im Fettgewebe der Haut, und zwar in
der Regel mit einer Substanz, die den Gallensäuren nachemp-
funden ist.

Der Darm ist gegen ihr zersetzendes Werk geschützt, die Fett-
pölsterchen unter der Haut nicht. Spritzt man die Substanz in
sie hinein, entsteht eine massive Entzündung. Womit wir beim
ersten Problem wären: Diese Entzündung tut weh, worüber er-
staunlich wenig geredet wird. Hinzu kommt, dass mit zuneh-
mendem Volumen des störenden Polsters mehrere Behandlungen nötig werden. Meistens berichten die Patienten nach der

ersten Injektion von Schmerzen, deshalb warnen wir Interessierte im Vorgespräch deutlich. Man muss die Schmerzen zwei, drei Tage lang tolerieren und bereit sein, den Vorgang mehrfach durchzumachen. Manche Patienten kneifen dann nach der ersten Injektion und kommen nicht wieder. Dann haben sie die erste Behandlung im Prinzip vergeblich bezahlt und durchgemacht.

SCHMERZ, LASS NICHT NACH!

Wenn die Entzündungsreaktion am Injektionsort Hitzegefühle und Schmerzen verursacht, neigen Patienten dazu, entzündungshemmende Medikamente wie Aspirin oder Ibuprofen einzunehmen. Keine gute Idee. Die Pille hemmt ja nicht nur die Missempfindungen, sondern auch die Entzündungsreaktion und damit die Wirkung der Spritze. Man muss auftretende Schmerzen aushalten, damit die Fett-weg-Spritze ihr Ziel erreichen kann.

Als sinnvoll betrachten die allermeisten Kollegen und wir die Anwendung bei kleinen Fettdepots, die sich allen Diäten und anderen Maßnahmen widersetzen. Als Maßnahme zur Gewichtsreduktion eignet sich die Spritze natürlich überhaupt nicht, genauso wenig wie eine Fettabsaugung. Geeignet ist sie zum Beispiel für die »Sagging Cheeks«, also die hängenden Wangen, oder sehr begrenzt für den Bauchspeck, den Diät und Sport nicht beeindrucken. Damit der Fettverlust im Ergebnis

nicht zu einer ungleichmäßigen Hautstruktur führt, verwendet
man in der Kinnregion eine Schablone. Sie erleichtert es dem
behandelnden Arzt, sehr gleichmäßig jeweils 0,1 Milliliter der
Substanz zu injizieren. Die vielen kleinen Injektionen tun übrigens nicht weh, wir verwenden ultrafeine Nadeln, die man,
wenn überhaupt, nur als Minipiks wahrnimmt.

Betrachtet man die möglichen Einsatzorte, Kosten und Nebenwirkungen der Injektionslipolyse, hat die Fett-weg-Spritze eine
Art Zwilling, und zwar die Kryolipolyse.

Kryo… was? Kryo, griechisch für kalt, und Lipolyse für »Fett
auflösen« geben der Kältemethode gegen kleine Fettpolster ihren Namen. Die Kryolipolyse nutzt die Tatsache, dass Fett früher auf Kälte reagiert als übrige Körperkomponenten. Kühlt
man die Haut auf etwa vier Grad Celsius herab, kristallisieren
Fettzellen, während Eiweiß und Wasser einfach nur kalt werden. Weil die Anwendung sich nur für relativ kleine Partien wie
Doppelkinn oder moderaten Hüftspeck eignet, wird sie oft als
Alternative zur Fett-weg-Spritze gehandelt. Wir halten die Methode nur unter zwei Einschränkungen für empfehlenswert.
Sinnvoll ist sie genau wie die Fett-weg-Spritze vor allem dann,
wenn ein schlanker Mensch gezielt kleine Problemzonen behandeln will. Je höher der BMI des Patienten, desto weniger überzeugen die Ergebnisse. Zweite Bedingung: Dass das Fett ausrei-
chend gestresst wird, ohne dass man andere Gewebestrukturen
schädigt, steht und fällt mit der exakten Kühlung im behandel-
ten Bereich. Nicht jeder Anbieter behält das im Blick. Nicht alle
Kryolipolyse-Geräte messen die im Zielgebiet faktisch erreich-
te Temperatur.

HOW I WOULD DO IT!

Noch kann ich mit meinem Sportpensum meinen Körper in Form halten. Aber sollte sich das eines Tages ändern, würde ich störende Fettpolster lieber absaugen lassen, als auf die Injektions- oder Kryolipolyse zu setzen. So eine Fettabsaugung ist ein größerer Eingriff, ja, und wahrscheinlich auch teurer als die Fett-weg-Spritze oder die Kältebehandlung, aber extrem effektiv und aus meiner Sicht auch schonender für den Organismus. Bei den genannten minimalinvasiven Lipolyse-Methoden muss man eine Entzündung provozieren und den Lymphbahnen den Abtransport des »Abfalls« überlassen. Ich würde für mich persönlich die einmalige mechanische Lösung bevorzugen.
Matthias

Kurvendiskussion
Brustimplantate

Kein Eingriff ist so öffentlichkeitswirksam und wird so kontrovers diskutiert wie das Einsetzen von Brustimplantaten. Erinnern Sie sich noch an das Schlagzeilen-Gewitter, als die Pornodarstellerin »Sexy Cora« bei ihrer sechsten Brust-OP verstarb? Gleichzeitig ist auch kein Eingriff so beliebt. Die Brustvergrößerung behauptet sich grenzübergreifend seit Jahren neben dem Alltime-Wonder BTX, Fillern, der Fettabsaugung und der Oberlidstraffung in den Top-3 der Eingriffe, die bei Frauen durchgeführt werden. Wobei wir der Vollständigkeit halber erwähnen möchten, dass es auch Brustimplantate für Männer gibt, und zwar sogenannte Pektoral-Implantate. Sie imitieren den Lohn der Mühe, die sich Bodybuilder am Butterfly-Gerät machen – und sind, oh Wunder, selbst in den USA eine Seltenheit. Also zurück zu den Frauen.

Brustimplantate kommen in der Plastischen und Rekonstruktiven Chirurgie häufig zum Einsatz – und das nicht nur bei rein ästhetischen Indikationen. Oft werden sie zu rekonstruktiven Zwecken beispielsweise nach Tumoroperationen eingesetzt.

Lage von Brustimplantaten

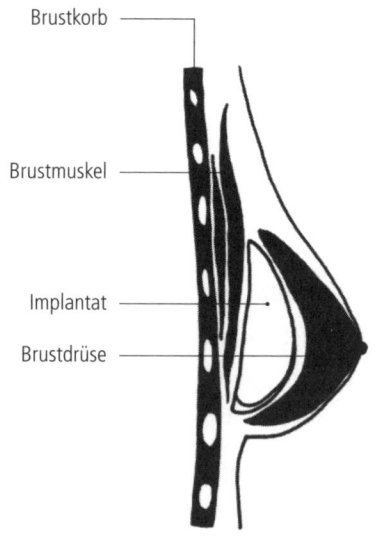

Brustkorb

Brustmuskel

Implantat

Brustdrüse

Subglandulär

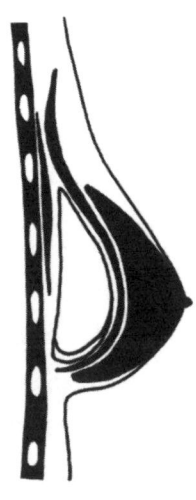

Subpectoral

Dem Ideal einer gelungenen Brustvergrößerung mit der perfekten Kombination aus Haptik, Proportion, Form und Größe sind die Forscher seit bald 120 Jahren auf der Spur. Die ersten Versuche wurden um 1900 mit Paraffin und flüssigem Silikon durchgeführt. Seitdem hat sich Gott sei Dank einiges verändert. Nach einem Zwischenschritt, in dem Kochsalz-Implantate eingesetzt wurden, wechselte man in den 80ern vollständig zu Silikon-Implantaten. Die muteten noch eher hart an und konnten die natürliche weibliche Brust nur schwer bis gar nicht imitieren. Die Verwendung einer härteren Silikonhülle mit einer flüssigen Silikonfüllung brachte aber deutliche Verbesserungen. Im Laufe der Zeit wurde die äußere Schicht immer dünner und passte sich dadurch dem Gewebe immer besser an. Dadurch wurden die Implantate immer realitätsnäher.

Mittlerweile gibt es eine Vielzahl von unterschiedlichen Implantaten. Grundsätzlich unterscheidet man zwischen anatomischen – sprich tendenziell tropfenförmigen – und runden Implantaten. Beide Formen, also sowohl anatomische als auch runde, können unter den geeigneten Umständen zu dem gewünschten ästhetischen Ergebnis führen. Eine Garantie, mit den genannten Implantaten das persönliche Ziel zu erreichen, gibt es aber leider nicht. Es kommt wie so oft auf die Erfahrung des behandelnden Arztes an. Allein die Wahl des richtigen Implantates ist schon eine Wissenschaft für sich, denn je nach gewünschter Größe des Resultats, Größe und Form der Ausgangsbrust, Beschaffenheit des Weichteilgewebes, Form des Brustkorbes usw. kommen höchst unterschiedliche Implantate zum Zug.

AUF EIN WORT

Weichteilgewebe sind, vereinfacht ausgedrückt, alle Körperanteile, die weder innere Organe sind noch aus Knochen und/ oder Knorpel bestehen. Dazu zählen zum Beispiel das Bindegewebe in der Haut, Muskel- und Fettgewebe. Extrem verkürzt könnte man die Frage, wie es um das Weichteilgewebe der Brust bestellt ist, auch so übersetzen: Ist die Haut fest und dick?

Die Implantate unterscheiden sich nicht nur in Form und Füllvolumen (in Milliliter oder cc angegeben), sondern auch in ihrer Oberfläche, ihrer Konsistenz und dem Verhältnis Durchmesser-zu-Höhe. Grundsätzlich gilt, dass man mit runden Implantaten das Dekolleté betonen kann, also gewissermaßen den Effekt eines gut passenden Push-up-BHs erreicht. Anatomische Implantate verändern weniger das Dekolleté, sondern prägen eher die untere Rundung der Brust aus, wobei sie die Brust insgesamt nach oben heben. Alles nicht ganz so einfach – deshalb ist es auch bei diesem Thema das A und O, sich von einem erfahrenen Arzt beraten zu lassen.

Die wohl wichtigste Fragestellung widmet sich der richtigen Lage des Implantates. Das Implantat kann entweder direkt unter der Brustdrüse (»subglandulär«), unter der Muskelhaut (»subfaszial«) oder unter dem Muskel (»submuskulär«) platziert werden. Es gibt auch noch die »dual-plane« Variante, bei der ein Teil des Implantates unter dem Muskel und ein Teil unter der Muskelhaut liegt. Die Auswahl der Platzierung richtet sich nach verschiedenen Faktoren:

- Körperbau der Frau
- Gewünschtes Aussehen (natürlich versus künstlich)
- Schmerztoleranz der Patientin
- Stillwunsch der Patientin

Besteht kein Kinderwunsch und ist das natürliche Brustvolumen größer, kommen zunächst einmal alle Methoden infrage. Bei schlanken und zart gebauten Frauen mit wenig Brustvolumen tendiert man dazu, die Implantate submuskulär einzubringen. Dadurch ist das Implantat besser geschützt, es liegt mehr Gewebe über dem Implantat, und das Risiko des Implantates, nach unten abzurutschen, wird verringert. Eine submuskuläre Lage hat außerdem den Vorteil, dass die Brustdrüse nahezu unberührt bleibt und das Risiko, dass man nicht mehr stillen kann, stark minimiert wird. Durch das chirurgische Abheben des Muskels ist diese Variante jedoch auch die schmerzhafteste. Die Lage bringt also das natürlichste Ergebnis, aber auch die längste Heilungszeit mit sich.

So beliebt und effizient der Eingriff auch ist, er führt doch zu einer wirklich nennenswerten Down-Time, Schmerzen und Risiken. Der OP-Verlauf ist komplex und von vielen Faktoren beeinflusst, den Versuch, ihn hier erschöpfend zu beschreiben, wollen wir deshalb lieber gar nicht erst antreten. Wir wissen aber aus Patientengesprächen, dass dieser Punkt schnell einleuchtet: Um das Implantat zu setzen, muss man oft den Brustmuskel anheben und manchmal sogar zerschneiden.

DREI WEGE ZUM ZIEL

Als Zugangswege haben sich für Implantate drei Lösungen bewährt:

- »*Submammär*« *heißt, dass der Eingang unter der Unterbrustfalte gelegt wird. Die Narbe ist je nach Größe der Brust nach der OP nicht sichtbar, der Operateur hat viel Handlungsspielraum, deshalb gilt die submammäre Methode als Standard und wird von den meisten Patientinnen gewählt.*

- »*Transaxillär*« *heißt, dass der Operateur über die Achsel arbeitet und das Implantat von der Seite unter oder über den Muskel legt. Für eine sichere Präparation und um eine gute Blutstillung zu gewährleisten, nimmt man hierfür meist eine kleine Kamera zu Hilfe. Der Vorteil besteht darin, dass die Brust selbst narbenfrei bleibt, da der Schnitt nur in der Achsel gesetzt wird.*

- »*Transareolär*« *heißt, dass der Schnitt von einer Seite der Brustwarze erfolgt. Für kleine Implantate eine gute Lösung, die als Vorteile mit sich bringt, dass die Narbe in der dunkel pigmentierten Brustwarze so gut wie unsichtbar ist und sich bei der OP die Brustwarze auch leicht liften lässt. Allerdings ist eine Platzierung des Implantates unter dem Muskel schwierig, und es gibt zudem Berichte von Sensibilitätsverlust.*

Das ergibt unweigerlich eine wirklich große Wunde, die sich durch nicht zu ignorierenden Wundschmerz bemerkbar machen wird. Dass das Implantat als Fremdkörper diese Wunde berührt, verstärkt den Schmerz zusätzlich. Die Down-Time ist mit etwa zwei Wochen zu kalkulieren, danach sollte die Patientin wieder fit für den Alltag sein. Was noch zu erwähnen wäre: In der Nachsorge muss sie sechs bis acht Wochen einen festen Stütz-BH tragen.

Wird der Eingriff unter makellos sterilen Verhältnissen, mit Sachkenntnis und Erfahrung durchgeführt, würden wir ihn dennoch als sicher bezeichnen. Eine erste mögliche Begleiterscheinung lässt sich leicht beheben. Es kommt vor, dass während des Eingriffs ein größeres Gefäß verletzt wird. Nicht immer wirken die blutstillenden Sofortmaßnahmen nachhaltig, es können also Nachblutungen auftreten, die erneut behandelt werden müssen. Aber das ist eher selten. Bei ein bis zwei von 100 Patientinnen tritt allerdings bereits im Jahr nach dem Eingriff eine sogenannte Kapselfibrose auf, die einen Austausch des Implantats nötig macht. Mit den Jahren steigt diese Quote deutlich an, deshalb finden wir es angemessen, schon im ersten Beratungsgespräch deutlich auf die Problematik hinzuweisen, wobei man sich eigentlich nur die Zahlen fünf und zehn merken muss. Nach fünf bis zehn Jahren tritt bei fünf bis zehn Prozent der Patientinnen eine Kapselfibrose auf. Die Patientinnen nehmen das in den allermeisten Fällen hin.

Vergleicht man den Eingriff mit ähnlich großen Operationen, liegt die Komplikationsquote nicht höher oder niedriger als etwa bei orthopädischen Eingriffen. Risiken wie Probleme durch die Anästhesie oder Wundheilungsstörungen machen keinen Unterschied zwischen dem Traumbusen und einem einfachen Knochenbruch. Eine neue, spezifische und heikle Gefahr wird allerdings gerade durch eine aktuelle Studie thematisiert. Demnach können Brustimplantate in sehr seltenen Fällen mit einer Lymphom-Erkrankung in Verbindung gebracht werden.

AUF EIN WORT

Was ist eine Kapselfibrose? Oft reagiert der Körper auf das Implantat abwehrend, indem er es sukzessive mit Bindegewebe ummantelt. An sich eine gute Idee, quasi ein Hochsicherheitsgefängnis für alle Fremdkörper, die der Körper nicht in den Griff bekommt. Die Reaktion ist auch beim Implantat kein Problem, solange das schützende Gewebe sich nicht verhärtet und zusammenzieht. Leider passiert genau das aber nicht selten, genauer gesagt bei rund fünf bis zehn Prozent der Patientinnen, abhängig von der Implantatart und anderen Faktoren. Löst die Kapselfibrose Schmerzen und eine Formveränderung aus, helfen nur das Skalpell und ein Austausch bzw. das Entfernen der Implantate.

Wir verstehen es natürlich, wenn so etwas Schlagzeilen und Empörung auslöst, würden aber immer empfehlen, solche Daten zu relativieren. »Brustimplantate machen Krebs« schafft es sicher auf Seite eins einschlägiger Boulevardblätter, aber dass Raucherinnen ein tausendfach höheres Krebsrisiko eingehen, ist niemandem eine Schlagzeile wert.

Wir finden ohnehin, dass wenig diskutierte Alltagsgewohnheiten es verdienen würden, einmal ebenso streng begutachtet zu werden wie eine Brust-OP. Dann müsste man zum Beispiel vor dem Sofa- oder TV-Kauf einen meterlangen Beipackzettel über dramatisch erhöhte Risiken etwa für eine Herz-Kreislauf-Erkrankung, Übergewicht, Typ-2-Diabetes und nebenbei bemerkt auch Libidoverlust studieren. Sofa und TV führen nicht immer zu Abenden (bzw. Nächten) mit Binge-Watching, Chips und einem Gläschen Rotwein, aber, wie die Erfahrung zeigt, doch sehr, sehr oft – womit man sich auf direktem Weg zu oben genannten Gesundheitsrisiken befindet.

Weniger ist mehr
Bruststraffung und Brustverkleinerung

Dass diese Eingriffe im öffentlichen Bewusstsein nur eine kleine Nebenrolle spielen, bleibt uns ein Rätsel. Faktisch zählen Bruststraffung und -verkleinerung zu den häufigsten Brustoperationen. Bei der Bruststraffung geht es darum, herabhängende Brüste nicht zu vergrößern, sondern einfach wieder in Form zu bringen. Und wenn wir »herabhängen« sagen, dann meinen wir herabhängen. Wir sehen immer wieder Patientinnen, denen es nicht darum geht, aus einer schönen eine sehr schöne Brust zu machen: Ihre Brust reicht nicht selten bis zum Bauchnabel, sobald sie den BH abgelegt haben.

Die Gründe für den Formverlust liegen nahe. Prädestiniert sind Frauen, die von Natur aus eine sehr große und schwere Brust haben. Schuld ist wie bei vielen Problemen die Schwerkraft, denn je mehr Gewicht am Gewebe zieht, desto mehr leidet es – erst recht, wenn sich seine Form durch Schwangerschaften bzw. Stillperioden verändern musste. Hinzu kommt die unvermeidliche Tatsache, dass das Drüsengewebe der Brust im Alter schwindet, also das Volumen sich verringert. Spätestens wenn die Haut im Alter an Elastizität verliert und das begehrte Unterhautfettgewebe weicht, wird die Brust runzelig und sackt ab. Je nach Ausgangslage kann eine Bruststraffung helfen, wobei nicht selten ein Implantat nötig ist, um das fehlende Volumen zu ersetzen.

Bei der Brustverkleinerung haben wir die gegenteilige Situation. Frauen mit von Natur aus sehr großen Brüsten, also einem Zuviel an Volumen, sind nicht nur im täglichen Leben eingeschränkt (versuchen Sie einmal, damit klarzukommen, dass Ihnen kaum ein Gesprächspartner in die Augen schaut oder dass keine Konfektionsmode passt …), sondern leiden zudem oft unter Rückenschmerzen. Eine Indikation, die auch gesetzliche Krankenkassen akzeptieren müssen. Während der OP und hinsichtlich Risiken sowie Down-Time gibt es zwischen Bruststraffung und Brustverkleinerung nahezu keine Unterschiede, bis auf die Tatsache, dass bei letztgenanntem Eingriff Drüsengewebe entfernt wird. Das merkt allerdings nur der Operateur, die Patientinnen beider Eingriffsvarianten berichten über ähnliche Schmerzen, und auch der Heilungsverlauf ist nahezu identisch. Das optimale Timing ist ebenfalls ein und dasselbe. Wir empfehlen, die Eingriffe nur nach abgeschlossener Familienplanung in Erwägung zu ziehen, weil der Einfluss beider OPs auf die Stillfähigkeit noch nicht zweifelsfrei geklärt ist.

Das chirurgische Vorgehen beginnt meist mit einem tiefen Schnitt in der Unterbrustfalte, alternativ kann auch ein Kreis um die Brustwarze gezogen werden, oder beide Techniken werden in einem T-förmigen Schnitt kombiniert. Der Chirurg entfernt Haut – oder im Fall der Verkleinerung Haut und Gewebe – und näht die Schnitte wieder zusammen. Nach der OP müssen die Frauen genau wie die Patientinnen mit frischem Implantat etwa ein, zwei Monate lang spezielle BHs tragen. Zudem sollten sie sich darauf vorbereiten, dass ihre Brustwarzen zunächst verändert sind. Zum einen ist die Sensibilität in der Brustwarze nach der Operation herabgesetzt, weil die Nerven unweigerlich verletzt werden. In den allermeisten Fällen regenerieren sich diese vollständig. Auch die Position der Brustwarze könnte Anlass zur Sorge geben, sie sitzt direkt nach der OP nämlich oft etwas zu hoch. Mit dem Abheilen senkt sich das Gewebe jedoch leicht, sodass etwa nach einem halben Jahr alles schon so aussieht, wie es aussehen soll. Nur die Narbe nicht, die wird erst mit den Jahren blasser und blasser.

Eine Besonderheit ist die erstaunliche Tatsache, dass Brustverkleinerungen beim Mann stark an Bedeutung gewinnen. In der Statistik einer der chirurgischen Fachverbände belegten sie 2017 den ersten Platz unter den Eingriffen, die bei Männern durchgeführt wurden. Gegen die sogenannte Gynäkomastie, also vergrößerte Brustdrüsen von Männern, werden bei übergewichtigen Männern dieselben Techniken eingesetzt wie bei der Frau. Doch auch schlanke Männer können unter Gynäkomastie leiden. Ihre Brust ist zwar nur klein, meist sehen wir hier ein Zuviel von 100 bis 150 Millilitern, doch gerade weil sie schlank sind, fallen diese kleinen Polster stark auf. In diesen Fällen kann

mit Fett-weg-Spritzen bzw. Absaugungen auch minimalinvasiv
geholfen werden.

AUF EIN WORT

*Haben Sie auch schon einmal von einem »Mommy Makeo-
ver« gehört? Der Begriff ist ein US-Import und beschreibt eine Reihe von Eingriffen, mit denen junge Mütter mit viel Medienpräsenz die Folgen von Schwangerschaft und Stillzeit
rückgängig machen wollen. Dazu können beispielsweise in-
timchirurgische Maßnahmen sowie Brust- und Bauchdeckenstraffung gehören. Das Prozedere lässt sich noch um beliebige
Operationen ergänzen, die Möglichkeiten reichen von Fettabsaugung über Po-Lifting bis hin zur Oberarmstraffung. Kurz
gesagt: Mommy Makeovers sind keine festgelegte Prozedur,
sondern eine beliebige Folge von Schönheitsoperationen, die
den Körper in den Zustand, den er vor Schwangerschaft und
Geburt hatte, bringen sollen. Noch sind solche Maßnahmen in
Deutschland die Ausnahme, aber wir glauben, dass sie unge-
achtet aller damit verbundenen Diskussionen immer populä-
rer werden. In den USA wird schon heute viel darüber gesprochen, und in der Regel dauert es fünf, maximal zehn Jahre, bis
die Welle über den Atlantik zu uns herüberschwappt.*

Everybody's Darling
Botulinumtoxin

»Botox®« ist einer der meistverwendeten Begriffe in der Plastischen Chirurgie und Dermatologie. Alle sprechen davon, aber nur wenige wissen, wie es wirkt und was es alles kann. Das beginnt mit der korrekten Bezeichnung. »Botox®« ist der geschützte Eigenname eines Medikaments mit Zulassung in der Neurologie (mehr dazu ab Seite 154). Markeneigner ist die Firma Allergan, einer der größten Hersteller von Produkten wie dem Wirkstoff Botulinumtoxin (kurz: BTX), Fillern und Implantaten. Wie der Name bereits verrät, handelt es sich bei BTX um ein Gift, das auf Nerven wirkt. Wird es in einen Muskel gespritzt, hemmt es die Freisetzung eines Botenstoffs, und zwar des Neurotransmitters Acetylcholin. Er kommt nur an der Verbindung zwischen Nerv und Muskel vor, deshalb schaltet die richtige Dosis BTX den Muskel aus, nicht aber andere Funktionen wie Tast- und Temperaturempfinden.

Botulinumtoxin wurde bis in die 1970er nicht medizinisch genutzt. Anfänglich wurde es von Augenärzten gegen Schielen bei Kindern eingesetzt, dann auch um Spastiken, also unwillkürliche Muskelverkrampfungen jeglicher Art, zu bekämpfen. Dabei setzen auch Kinderorthopäden seit Langem ein Vielfaches der Mengen ein, die in der Ästhetischen Medizin zum Einsatz kommen – was bereits einen Hinweis auf die Sicherheit des Präparats gibt. Dass es Falten ausradiert, wurde eher zufällig bekannt. Auch wenn das schon seit Ende der 90er-Jahre geschieht, offiziell darf BTX erst seit 2002 für ästhetische Zwecke eingesetzt werden. Seitdem ist »Botox®« in aller Munde und wird mal als Zaubermittel gegen Migräne, mal als Antidepressivum, mal als Schweißbremse und natürlich immer wieder als Waffe gegen diverse Falten gepriesen. Die wohl bekannteste Anwendung ist das Glätten der Zornesfalte. Wichtig zu wissen: Botulinumtoxin wirkt erst nach drei bis fünf Tagen, deshalb darf man nicht verzweifeln, wenn man nicht sofort eine Wirkung sieht.

AUF EIN WORT

Seinen Namen verdankt Botulinum dem ersten Fundort. Der Landarzt Justinus Kerner fand 1820 heraus, wieso Menschen nach dem Verzehr verdorbener Wurst erst eine Lähmung der Körpermuskulatur erlitten und dann starben. Kerner überführte als Übeltäter das Bakterium Clostridium botulinum und nannte die Substanz daraufhin Botulinumtoxin, zu Deutsch: Wurstgift. Seien Sie unbesorgt, das heute in der Medizin verwendete BTX kommt nicht aus verdorbener Wurst, sondern wird biotechnologisch gewonnen. Um dieselbe Wirkung zu erzielen wie bei den unglücklichen Zeitgenossen von Justinus Kerner, müsste man einem Patienten rund 3000 komplette Packungen Botulinumtoxin direkt in die Blutgefäße injizieren.

Wie bei jedem Gift sind allerdings auch bei dem modernen BTX je nach Dosierung Nebenwirkungen möglich. Bei der ästhetischen Anwendung kann es in extrem seltenen Fällen zu Schluckbeschwerden, trockenen Augen oder Störungen im Bereich der Nackenmuskulatur kommen. Am häufigsten treten Asymmetrien in den Gesichtszügen auf. Durch unterschiedliche Mengen an BTX sind die Muskeln einer Seite mehr und die der anderen weniger stark gehemmt. Im Vorfeld muss man sich im Klaren sein, dass durch Botulinumtoxin manche Muskeln nicht mehr einsatzfähig oder in ihrer Funktion gehemmt werden. Dies ist gewollt und auch der Haupteffekt von Botulinumtoxin, schließlich stoppt es die Ursache mimischer Falten und befreit die so entspannte Haut oft auch ohne Filler von Furchen und Falten. Bei einem Übermaß an Botulinumtoxin, gepaart mit Fillern und Straffungen, kann dadurch ein »frozen face« à la Nicole Kidman oder Cher entstehen.

Wie so oft gilt unserer Meinung nach die Devise »weniger ist mehr«. Eine gezielte Behandlung mit spezifischer Ausschaltung von kleinen Muskeln hat oft mehr Effekt als eine Behandlung des kompletten Gesichts. Großer Vorteil der sparsamen Dosierung ist der natürliche Effekt. Den meisten unserer Patienten sieht man nicht einmal an, dass sie eine BTX-Behandlung hinter sich haben. Familienmitglieder, enge Freunde und Bekannte merken oft ein glatteres Gesicht, jedoch ist die Mimik bei kleinen Dosen nicht sehr eingeschränkt. Einzig und allein der zornige Blick fällt manchmal schwer – aber genau das ist oft gewollt, übrigens durchaus auch von den vielen männlichen BTX-Usern.

BITTE RECHT FREUNDLICH!

Die Behandlung der Zornesfalte ist die Paradedisziplin von BTX. Beim Zusammenkneifen der Augen bzw. bei dem Versuch, böse dreinzublicken, spannen sich zwei Muskeln an, und zwischen den Muskelbäuchen entsteht eine Falte. Indem man BTX in die genannten Muskeln injiziert, legt man die wichtigsten Quellen für die vertikale Stirnfalte trocken.

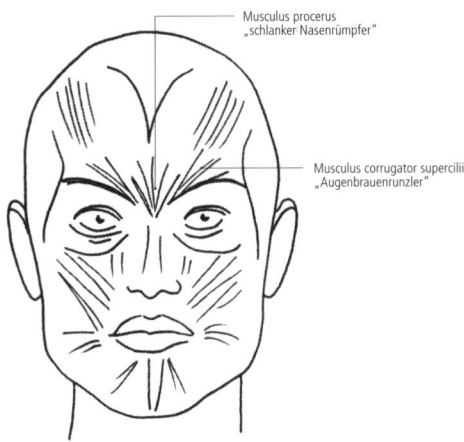

Musculus procerus
„schlanker Nasenrümpfer"

Musculus corrugator supercilii
„Augenbrauenrunzler"

Quick Facts – Behandlung der Zornesfalte mit Botulinum

Kosten: ab 250 Euro
Einsatz der Wirkung: nach drei bis zehn Tagen
Dauer der Wirkung: drei bis sechs Monate

Kommen wir zu einem selten beschriebenen, aber hilfreichen Beispiel für die Vielfalt, in der Botulinum hilft – nämlich als Mittel gegen Zähneknirschen. Man geht davon aus, dass jeder fünfte Deutsche darunter leidet. Über mögliche Auslöser wollen wir hier nicht spekulieren, sondern lieber einen Blick auf die physiologischen Folgen werfen. Spannt sich nachts unwillkürlich die Kaumuskulatur an, beginnen die Zähne aufeinanderzureiben. Unbehandelt kann es zu dauerhaften Zahnschäden und sogar Kieferproblemen kommen. Morgens, so berichten Betroffene, sind Kopfschmerzen durch die Anspannung und sogar ein Muskelkater in der Kaumuskulatur alte Bekannte. Oft ist das Zähneknirschen sogar so stark, dass der Partner oder man selbst davon aufwacht.

Botulinumtoxin bietet eine gute und effektive Methode, den wichtigsten Kaumuskel (Musculus masseter) zu schwächen. Dabei injiziert man geringe Dosen von Botulinum am Rand des Unterkiefers. Durch eine Schwächung der motorischen Nerven schwächt sich auch die Kaukraft des Muskels ab, und das nächtliche Zähneknirschen verschwindet. Eine ästhetische Nebenwirkung ist eine Glättung der »Jawline«, der Kieferpartie, die vor allem Frauen gefällt. Der Masseter-Muskel ist bei Männern meist deutlich stärker ausgeprägt und bewirkt ein eher kantiges Gesicht. Beim männlichen Schönheitsideal ist das sogar gewünscht, viele Frauen stört's. Indem man den Masseter schwächt, entspannt sich dieser, und die »Jawline« wird sanfter.

Das sogenannte Jawlineslimming erfreut sich vor allem zwischen L. A. und Miami großer Beliebtheit. Zwei Pikse alle paar Monate, und nach und nach nimmt das Gesicht immer mehr die bei Frauen begehrte V- oder auch Herzform an. Das funktioniert wirklich gut, aber dennoch würden wir unbedingt davon abraten, auf diesen Zug aufzuspringen und sich ohne Vorrecherche eine BTX-Injektion in den Kiefer geben zu lassen. »Jawlineslimming« bzw. die Behandlung von Zähneknirschen gehört nach unserer Ansicht nur in die Hände ausgewiesener Masseter-Spezialisten, denn falsch dosiert und injiziert kann das Toxin entweder nichts bewirken (schlecht) oder die Kieferfunktion beeinträchtigen (noch schlechter). Eine unappetitliche Folge davon wäre, zwar ein zartes Frauengesicht zu haben, aber zu sabbern. Geht es wirklich nur ums Zähneknirschen, reichen wenige Einheiten BTX. Sie lösen das Problem vielleicht nicht hundertprozentig, aber doch so weit, dass sich die Patientinnen und Patienten nicht nur über ausbleibende Kopfschmerzen und abgeschwächte Muskelverspannungen freuen, sondern auch über eine frühzeitige Ermüdbarkeit beim Kauen harter Nahrung wie einer rohen Karotte berichten.

EINE FRAGE DES TIMINGS

Beim Botulinumtoxin greift einmal mehr der Leitsatz, dass Prävention die beste Behandlung darstellt. Wir sind der Meinung, dass Botulinumtoxin je nach Aktivität der mimischen Muskulatur durchaus schon für 25-Jährige geeignet ist. Dann bekommt etwa die Zornesfalte, die oft auch bei jungen Menschen schon sehr ausgeprägt ist, gar nicht die Chance zu einer weiteren Entwicklung.

Einmal auffüllen, bitte!
Hyaluronsäure-Filler

Vor gar nicht so langer Zeit – nämlich vor rund 20 Jahren – wurde Hyaluronsäure etwa als orthopädisches Hilfsmittel gegen schmerzende Gelenke noch aus Hahnenkämmen gewonnen. Heute nutzt man vor allem Biotechnologie, um den amtierenden Megastar unter den Fillern in unterschiedlichster Konsistenz zu erzeugen. Etwa 95 Prozent der heute zahlreichen Unterspritzungen bauen auf Hyaluronsäuren, doch Tierschützer können aufatmen. Nicht mehr Hähne, sondern fleißige Bakterien erzeugen den Stoff, ohne den manche Zeitgenossen ganz schön alt aussähen.

Man darf übrigens nicht davon ausgehen, dass Filler eine Erfindung dieses Jahrhunderts wären. Sie werden schon seit rund 120 Jahren in der Ästhetischen Medizin eingesetzt, zunächst allerdings mit zweifelhaften Resultaten. Begonnen wurde Ende des 19. Jahrhunderts, indem man Fett im Gesichtsbereich injizierte. Das geht im Prinzip gut, und man macht es auch noch heute, wenn auch unter deutlich verbesserten Möglichkeiten zur Aufbereitung des an einer anderen Körperstelle entnommenen Fetts. Womit wir bei dem charmanten Vorteil der Eigenfettunterspritzung (Fachterminus: autologer Fetttransfer) wären: Sie nutzt einen körpereigenen Stoff. Der Pferdefuß besteht darin, dass man nicht genau vorhersagen kann, wie viele der Fettzellen sich am neuen Wohnort heimisch einrichten. Ein Teil der umgesiedelten Zellen stirbt immer ab, nur wie groß dieser Teil ist, lässt sich nicht prognostizieren. Die Gefahr, zu über- oder untertreiben, ist ergo groß.

Zurück in die Fillergeschichte: Nach dem Fett folgten glücklose Versuche mit künstlichen Materialien, etwa mit flüssigem Paraffin, das aufgrund seiner Giftigkeit zu heftigen Nebenwirkungen führte. Dann kam flüssiges Silikon, von dem man sich bleibende Resultate versprach. Leider bekamen viele Patienten nur dauerhafte Probleme, weil der Körper den Fremdkörper mit allen Mitteln bekämpfte und sich Knötchen, Entzündungen und andere Unbill entwickelten. Und heute? Es gibt noch Konkurrenz, etwa die semipermanente, also dauerhafter wirkende Polymilchsäure, aber dank der Weiterentwicklung von Hyaluronsäure haben solche Substanzen keine oder bestenfalls kaum Bedeutung.

Die Hyaluronsäure gibt es allerdings gar nicht, wir haben deren verschiedene Konsistenzen ja bereits erwähnt. Sie sind sehr wichtig, was schnell erklärt ist. Der Grund liegt darin, dass man nicht einfach altert, sondern vierfach:

1. Die Haut wird dünner und weniger elastisch.
2. Das Gesichtsvolumen schwindet, weil das Unterhautfettgewebe sich abbaut.
3. Der Knochen wird resorbiert, verliert ergo auch an Volumen.
4. Das Gesicht folgt der Schwerkraft und sackt ab.

Je nachdem, an welchem dieser Hebel man ansetzen will, kommen unterschiedliche Hyaluronsäuren zum Einsatz. Um das zu erklären, müssen wir einmal kurz ins Chemiebuch schauen. Chemisch gesehen besteht das Zaubermittel aus einer Art Zuckermolekülen, namentlich Glykosaminoglykan, die in verschieden langen Ketten aneinandergereiht sind. Diese Ketten wiederum sind durch kleine Brücken miteinander verbunden. Je länger die Ketten sind und je mehr Brücken in der Hyaluronsäure vorkommen, desto zähflüssiger ist der Filler. Zähflüssig heißt einerseits, schwieriger zu injizieren und schlechter formbar, jedoch auch länger haltbar. Deswegen werden Filler mit vielen Brücken und langen Ketten für eher tiefer liegende Injektionen wie das Wangenlifting oder »Liquid Lifting«, bei denen das Jochbein verstärkt werden sollte, angewandt. Indem man den Jochbogen so aufpolstert, spannt man die Wange ähnlich wie ein Segel straffer, und damit werden auch Fältchen und die Kinnlinie optimiert – man zieht sie ja minimal nach oben. Es dauert rund 18 Monate, bis der Körper solche stark vernetzte Hyaluronsäure abgebaut hat. Für feine Fältchen rund um die Lippen oder Krähenfüße im Augenwinkel kommen dünnflüssige Varianten zum Einsatz, für die Lippen eine mittlere Konsistenz. Es gibt mittlerweile von den großen Herstellern so viele verschiedene Hyaluronsäure-Varianten, dass man schon sehr tief im Thema sein muss, um überhaupt noch den Überblick zu behalten.

Bei der Behandlung steht der Patient erst einmal vor der Frage, ob er eine Betäubung wünscht. Fast alle Menschen haben Angst vor Spritzen, und es gibt mit Sicherheit keinen, der das Prozedere angenehm findet. Hyaluron-Filler werden meist jedoch mit sehr kleinen und feinen Nadeln injiziert. Die dadurch entstehende Verletzung ist minimal und blutet kaum. Natürlich ist das Piksen unangenehm, jedoch gibt es keinen Patienten, der im Nachhinein von Schmerzen spricht. Zusätzlich ist vielen Fillern das Medikament »Lidocain®« beigemischt, welches eine lokale Betäubung bewirkt. Es gibt zusätzlich die Möglichkeit einer lokalen Betäubung ähnlich wie beim Zahnarzt.

AUF EIN WORT

Kennen Sie die Gebrüder Mongolfier? Die Franzosen er-
sannen im 18. Jahrhundert den Heißluftballon. Spitzzüngi-
ge Ärzte haben daraus den Terminus »Mongolfier-Syndrom«
abgeleitet, der eine zu großzügige Unterspritzung der Wan-
gen verballhornt. Übertreiben Patient oder Arzt bei den Wün-
schen oder der Ausführung, können die unterpolsterten Wan-
gen nämlich schnell einen aufgedunsenen, unnatürlichen Look
erzeugen. Man sieht: Wieder einmal ist weniger mehr.

Die meisten Patienten berichten, dass das Modulieren nach der
Injektion der schmerzhafteste Teil der ganzen Behandlung war.
Leider ist dies auch der wichtigste Teil. Durch Drücken werden
mögliche Unebenheiten ausgeglichen. Zusätzlich kann man
den Filler umverteilen und bestimmte Regionen speziell betonen. So wird oft bei Lippen durch Drücken die Kontur nach-
geschärft. In der Unterlippe wird oft mithilfe eines Holzspa-
tels bzw. Fadens eine Grube erzeugt, um den oft gewünschten
Kussmund perfekt zu formen. Übrigens: Das endgültige Ergebnis ist nicht sofort sichtbar. Das liegt daran, dass Hyaluronsäure Wasser bindet und so erst nach einigen Tagen ihr endgülti-
ges Volumen erreicht.

In den Stunden nach der Injektion ist Kühlung essenziell.
Durch die Einstiche werden körpereigene Reparaturmechanis-
men aktiviert, das Gebiet kann sich röten und schwillt an. Kühlung hemmt die Ausprägung der Schwellung und beugt meist einer bläulichen Verfärbung vor. Manchmal kommt es vor, dass

bei der Injektion ein kleines Blutgefäß angestochen wurde. Dies ist nicht weiter schlimm, jedoch kann sich der Bereich bläulich verfärben. Dies sollte nach spätestens fünf Tagen komplett verschwunden sein und kann auch anfänglich durch Kühlung behandelt werden (dadurch ziehen sich die Blutgefäße zusammen, es wird weniger Blut in die betroffenen Stellen transportiert, und weniger Blut kann aus dem Blutgefäß austreten). Wichtig ist, dass man das Gebiet in den Stunden und Tagen nach der Injektion in Ruhe lässt. Durch Herumdrücken usw. kann das Behandlungsergebnis zerstört und der Filler verformt werden. Hat der Patient den Eindruck, das Ergebnis sei asymmetrisch, sollte er nicht selbst manipulieren, sondern den Arzt aufsuchen. Die Asymmetrie kann auch lediglich vorübergehendes Ergebnis der Schwellung sein.

Sollte sich in der Stunde nach Injektion ein Areal, das nicht unterspritzt worden ist, rötlich verfärben und schmerzen, sollte der Arzt sogar sofort kontaktiert werden, denn dann wurde möglicherweise Hyaluron in ein Blutgefäß gespritzt. Das jetzt hilfreiche Gegenmittel heißt Hyaluronidase, eine Substanz, die Hyaluronsäure auflöst. Hyaluronidase wird auch genutzt, wenn überspritzt wurde oder sich ein asymmetrisches Ergebnis abzeichnet. Die genannten Probleme kommen jedoch sehr selten vor. Erfahrene Dermatologen und Ästhetische Chirurgen berichten, in ihrer gesamten Karriere nur ein, vielleicht zwei solcher Fälle gesehen zu haben.

Klappt doch wie am Schnürchen
Faden-Lifting

Störende Fältchen? Zu viel, um sie mit »Botox®« wegzubekommen, aber Angst vor einem Facelift? Vielen geht es so, und für sie stellt das Faden-Lifting eine gute Alternative dar. Einerseits keine echte OP, andererseits trotzdem oft mehr Effekt als mit Hyaluronsäure und/oder »Botox®« machbar. Die als Faden-Lifting bekannte Behandlung strafft das Hautgewebe mittels PDO-Threads, auf gut Deutsch: Kunststofffäden. Diese Methode ist relativ neu und wurde erst in den 90ern erfunden. Zunächst mit zweifelhaftem Erfolg, denn ähnlich wie bei Silikon-Fillern sorgten die ersten Fäden für Abwehrreaktionen und hatten obendrein die hässliche Neigung, unter der Haut zu wandern und sichtbare, teils sogar schmerzhafte Knötchen zu bilden.

Die aktuellen Fäden, die meist aus PDO bestehen, geben sich kooperativer. Das Material, genauer: Polydioxan, wird seit Langem auch für innere Nähte bei Operationen verwendet, hat sich folglich bereits über große Zeiträume bewährt. Durch eine Aktivierung von körpereigenen Abwehrmechanismen lagern sich diverse Zellen an die Fäden an und lösen diese langsam auf. Gleichzeitig wird der Faden Stück für Stück durch straffe Bindegewebszüge ersetzt (ähnlich wie Narbengewebe). Diese sollen für einen Lifting-Effekt sorgen und das Gewebe gestrafft halten, auch wenn der Faden schon aufgelöst ist. Der Prozess kann je nach Zusammensetzung des Fadens Jahre dauern.

Die genutzten Fäden werden als »barbed« bezeichnet. »Barb Wire« heißt auf Englisch Stacheldraht, was nicht gerade schön klingt, die Sache aber gut umschreibt. PDO-Threads besitzen feine, aber starke Widerhäkchen, die sich wie ein Anker im Gewebe verkeilen, wenn man den Faden in die richtige Richtung zieht. Um beim Einführen kein Gewebe zu verletzen, wird der stachelige Faden gleich in einer Nadel (stumpf oder spitz) geliefert, die sich leicht in den zu straffenden Hautbereich einführen lässt. Zieht man sie dann wieder heraus, hakt der Faden an Ort und Stelle leicht ein. Der Arzt kann ihn nun greifen und exakt positionieren.

Die Häkchen üben Zug auf das umliegende Gewebe aus, das entlang des Fadenverlaufs gestrafft wird. Schneidet man die herausschauenden Enden des Fadens ab, verschwindet dieser unter der Haut und ist somit scheinbar unsichtbar. Wieder ist Erfahrung seitens des Behandlers gefragt, denn der Faden wird nicht irgendwo platziert. Es gibt bestimmte anatomische Regionen, die mit den Fäden getroffen werden sollten. Beim Einsatz von Fäden im Gesicht heißt oft das Ziel SMAS (Superfizielles Muskuläres Aponeurotisches System). Das SMAS ist eine Gewebeschicht, die zahlreiche Gesichtsmuskeln verbindet. Durch Anhebung des SMAS wird die darüberliegende Haut gedehnt und das Gesicht gestrafft.

Das Faden-Lifting hat in den letzten Jahren einen echten Hype erlebt und wird von einigen Seiten als Wundermittel für alles angeboten. Besonders beliebt ist die Straffung des Halses und des Gesichtes, insbesondere der Augenregion und der Wangen. In letzter Zeit fanden sich aber noch zahlreiche andere Anwendungsmöglichkeiten. So benutzten es manche Ärzte, um den Po oder die Bauchdecke zu straffen. Dies sollte jedoch mit äußerster Vorsicht betrachtet werden, da die Zugkräfte, die durch die umliegenden Muskeln entstehen, deutlich stärker sind als bei der Anwendung im Gesicht.

Kommen wir zur Effektivität des Faden-Liftings. Fakt ist, dass der Erfolg von zwei großen Faktoren abhängt: einerseits von den Fertigkeiten des Arztes und andererseits von dem Faden selbst. Der beste Arzt wird nichts ausrichten können, wenn sich der Faden schon nach wenigen Tagen auflöst oder die Häkchen keinen richtigen Halt bieten. Umgekehrt ist es genauso: Der beste Faden ist sinnlos, wenn er keine wichtige Struktur trifft und nur lose im Gewebe herumhängt. Zusätzlich steigern eine Verwendung von minderwertigen Fäden oder eine falsche Anwendung das Risiko, dass der Faden als bedrohlicher Fremdkörper erkannt und vom Körper abgestoßen wird. Es folgt wie zur Fadenfrühzeit das Herauswachsen des Fadens aus dem Körper und eine Knötchenbildung an den entsprechenden Stellen.

IM FADENKREUZ

In mehreren Studien konnte gezeigt werden, dass Faden nicht gleich Faden ist. Während sich einige Fäden kaum oder nur sehr lose im Gewebe verankern und sich schon einige Wochen nach der Behandlung auflösen, bieten andere einen deutlich besseren Halt. Logisch, dass die Prozedur nur mit Fäden von höchster Qualität und von fähigen Chirurgen oder Dermatologen durchgeführt werden sollte. Für beides bietet es sich an, sich vorab umzuhören.

Wir sehen die Vorteile der Methode, halten sie aber aus verschiedenen Gründen für ein zweischneidiges Schwert. Zum einen darf man Slogans wie »wirkt wie ein Facelift« nicht auf die Goldwaage legen. Der Effekt ist oftmals nicht langfristig. Wer behauptet, die Fäden würden dem Facelifting Konkurrenz machen, übertreibt. Hier trifft der Spruch »von nichts kommt nichts« mal wieder voll ins Schwarze. Zudem wird der Faden-Lift als Modeerscheinung wirklich sehr häufig angewendet. Etwas zu häufig, finden wir, denn bisweilen kommen Patienten, für die eigentlich andere Therapieformen besser wären, in den Genuss dieser Behandlung. Unserer Meinung nach ist das Faden-Lifting ein interessanter Zusatz zu Botulinum und Fillern und sollte hauptsächlich mit ihnen kombiniert eingesetzt werden. Denn nur durch intelligente Betonung von gewissen Stellen (Hyaluronsäure), durch die gezielte Schwächung von Muskeln (Botox) und durch Nachziehen und Glättung von Regionen (Faden-Lift) kann ein echter Verjüngungseffekt erzielt werden.

Grand cru
Platelet Rich Plasma/PRP

Die Promi Gazetten konnten gar nicht genug über Kim Kardashian und ihr »Vampire-Lift« berichten, denn unter diesem etwas verwirrenden Namen macht das PRP-Treatment seit einigen Jahren als multifunktionale Beauty-Innovation von sich reden. In Wirklichkeit wird der Stoff schon länger in der Orthopädie und Unfallchirurgie verwendet, um Sehnen, Knorpel oder abgenutzte Gelenkflächen zu heilen. Dass es auch der Ästhetischen Medizin hilft, liegt an seiner fundamentalen Wirkweise. Wenn PRP injiziert wird – egal ob gegen Arthrose oder gegen Haarausfall –, wird ein Teil aus dem Blut des Patienten von einem an einen anderen Ort transferiert, allerdings ein sehr feiner Teil, quasi der Grand cru.

Die PRP-Behandlung beginnt in jedem Fall mit einer Blutabnahme. Die uns allen bekannte dunkelrote Flüssigkeit wird dann in einer Zentrifuge unter Hochgeschwindigkeit geschleudert. Dabei trennen sich schwere Bestandteile wie Zellen vom leichteren Blutplasma, das besonders reich ist an körpereigenen Wachstumsfaktoren. Diese Stoffe wirken auf andere Zellen wie der niedrige Leitzins auf Häuslebauer, sie machen Lust auf einen Neubeginn. Im Körper kurbeln sie beispielsweise die Wundheilung an und stimulieren das Gewebewachstum, daher der Name Wachstumsfaktoren. Nach dem Zentrifugieren erkennen wir unser Blut kaum wieder: Oben schwimmt eine gelbliche, fast klare Flüssigkeit, unten der bekannte rote Saft.

Der Arzt zieht den oberen gelblich-orangen Teil in einer Nadel auf und injiziert ihn dort, wo der Patient sich Wachstum wünscht. Flächig mit feinen sogenannten Mesospritzen in die Gesichtshaut gebracht, lässt das zum Beispiel den Teint nach einigen Tagen beeindruckend verjüngt strahlen. PRP stimuliert aber auch Haarfollikel, verhilft also schütter werdendem Haar zu neuer Stärke, lindert Augenringe und beschleunigt die Wundheilung. Ein Teil dieses Effekts beruht auf den kleinen Verletzungen, die ähnlich wie beim Microneedling mit der Spritze verursacht werden und die ohnehin vor Ort bereitstehenden Wachstumsfaktoren wach kitzeln. Klinisch zeigen sich durch PRP-Anwendung deshalb Erfolge in allen Bereichen, die durch stimulierte Zellteilung verändert werden können.

Natürlich ist der Erfolg abhängig von vielen Faktoren, allen voran der Frage, wie fortgeschritten die Schäden und Schwächen sind. Um die Haut im Gesicht, an Hals und Dekolleté und auf dem Handrücken zu verjüngen oder die Haarwurzeln einen Gang schneller arbeiten zu lassen, ist die Methode wirklich empfehlenswert. Bei tiefen Falten, herabgesackten Gesichtspartien oder nahender Glatze hat sie unseres Erachtens aber nicht das richtige Kaliber. Wir finden deshalb: PRP ist kein Wundermittel, aber eine vielversprechende Alternative und vor allem eine sinnvolle Zugabe zu allen Maßnahmen gegen Fältchen, Haarausfall oder gräuliche, fahle Haut. Man muss PRP allerdings wiederholt spritzen, um einen Erfolg zu sehen. Drei bis fünf Sitzungen mit einem Abstand von zwei bis vier Wochen halten wir für das absolute Mindestmaß.

Der guten Form halber
Hautstraffung am Körper und im Gesicht

Die Haut macht vieles mit, das haben wir ja schon wiederholt betont, aber eben nicht alles. Wenn das Volumen von Knochen und Unterhautgewebe schwindet, kann sie im Gesicht den Eindruck erwecken, einfach eine Nummer zu groß zu sein. Ähnlich nach starkem Gewichtsverlust oder Schwangerschaften, da legt sich die Haut, die eigentlich den Bauch bedecken sollte, auch mal in Falten. Ein wenig wie ein Luftballon, in den man erst das Maximum an Luft bläst, um dann die Hälfte abzulassen. Treibt man die Haut an die Grenzen ihrer Elastizität, kann auch sie nicht mehr ins ursprüngliche Format zurückschrumpfen und wird – Pardon! – schlaff.

Was liegt näher, als die überschüssige Haut einfach zu entfernen, so als würde man ein Kleidungsstück abnähen? Schon die Ärzte im alten Ägypten und Indien unternahmen Versuche in dieser Disziplin, und Face-Lifts blieben im Grunde bis zum Ende des 20. Jahrhunderts das Anti-Aging-Treatment schlechthin. Ob man sich schon zur Pharaonenzeit über misslungene Eingriffe amüsierte, wissen wir nicht. Bis vor gar nicht so langer Zeit wurde die Maßnahme allerdings fast als Synonym für künstlich wirkende, wenig sympathische und maskenhafte Gesichter betrachtet. Die Ursache für diesen Effekt liegt darin, dass lange Zeit wirklich nur die Haut gestrafft wurde, aber das nicht zu knapp. Um trotz oberflächlicher Straffung auch einen Effekt auf die Volumenverteilung und die Kontur des Gesichts zu erzielen, wurde bei mancher Korrektur ganz einfach übertrieben.

Seit etwa drei Jahrzehnten ist die Technik abgelöst vom SMAS-Lifting. SMAS, ja, das hatten wir gerade beim Faden-Lifting, ist die Schicht, in der einige Gesichtsmuskeln andocken. Strafft man sie und nicht nur die Haut, wirken die Effekte viel besser, weil die Haut nicht wie ein auf maximale Größe gedehnter Stoff eine unnatürliche, wächsern anmutende Textur annimmt. Durch den tiefen Eingriff werden viel haltbarere Ergebnisse erzielt. SMAS-Liftings gibt es schon länger, das sei der Vollständigkeit halber erwähnt, nur erfuhren sie nicht immer die Aufmerksamkeit, die ihnen heute zuteilwird.

Über die optimale Technik beim Facelifting könnte man mittlerweile ganze Romane schreiben. Wie so oft finden wir, dass es keine Pauschallösung gibt. Die Hautbeschaffenheit, die Form des Schädels und der Geschmack des Patienten sind nur einige Faktoren, die bei der Wahl der Technik einfließen müssen. Wichtig ist zum Beispiel, wie sanft der Patient vorgehen möchte. Es gibt Freunde von wirklich großen Eingriffen, die hohe Kosten und lange Down-Time nicht scheuen. In der Regel kommen aber softere Verfahren besser an. Daher haben die Ästhetischen Chirurgen in der jüngeren Vergangenheit meist nach der Methode gesucht, die möglichst haltbare Resultate bei schonendem Vorgehen, so wenig wie möglich sichtbaren Narben und vor allem natürlichen Ergebnissen verspricht. Ob dabei endoskopisch, also über Sonde, operiert wird oder ob ein komplettes Facelifting mehr bringt als die Kombination aus Stirn- und Hals-Lift kann deshalb nur im Einzelfall entschieden werden.

HOW I WOULD DO IT!

Sollte ich mich jemals für ein Facelifting entscheiden, würde ich bei der Wahl des ausführenden Arztes wirklich äußerst vorsichtig vorgehen. Als Chirurg weiß ich, wie überaus wichtig Erfahrung bei Operationen ist. Die Anatomie des Gesichts ist so komplex, dass für einen gelungenen Eingriff viele Faktoren zu berücksichtigen sind. Ich würde also immer einen Arzt bevorzugen, der schon jahrelang und erfolgreich Facelifings durchführt.
Matthias

Kommen wir nun zur Körperstraffung. Sie gewinnt zusehends an Bedeutung, weil es immer mehr adipöse, also stark übergewichtige Menschen gibt, die mithilfe einer Magenoperation massiv Gewicht verlieren. »Massiv« heißt, dass wir von einem Minus von bis zu 150 Kilogramm sprechen. An sich Erfolgsgeschichten, würde die Haut die Verkleinerung mitmachen – was sie aber aus den genannten Gründen nicht schafft. Theoretisch wäre eine Hautstraffung in jeder Körperregion möglich, besonders beliebt sind aber die Abdominoplastik, also die Straffung der Bauchdecke, die Oberarm- und die Oberschenkelstraffung. Das Ganze hat dasselbe Prinzip wie im Gesicht, mit dem Unterschied, dass deutlich größere Flächen behandelt werden, was erheblich größere Narben mit sich bringt, die jedoch geschickt versteckt werden können.

Der Chirurg strafft Haut und subkutanes Fettgewebe oberflächlich, schneidet einen Teil heraus und näht das Ganze zusammen. Klingt einfach. Damit dies alles funktioniert, muss aber an den großen Flächen des Körpers einiger Aufwand betrieben werden. Die Haut wird so präpariert, dass nicht zu viel Spannung auf die Narbe kommt – das würde sie nämlich verbreitern und erhöhen, sprich hypertroph werden lassen. »Unterminieren« nennen Ärzte diesen Prozess, der die Spannung auf ein möglichst großes Areal verteilt und die Narbe entlastet. Glasklare Physik und unumgänglich bei der Abdominoplastik oder dem Body-Lift, bei dem der Chirurg um den ganzen Bauch herum und auch am Rücken Haut entfernt. Dabei versuchen wir, die Narbe möglichst tief zu setzen, damit sie zumindest in Unterwäsche und Badebekleidung unsichtbar bleibt. Dieses Thema ist für die meisten Patienten, die sich einer Hautstraffung unterziehen, allerdings ein Kinkerlitzchen. Nicht nur die ästhetischen, sondern auch die funktionellen Probleme, die ihre Haut aus XL-Zeiten verursacht, wiegen ungleich schwerer. Vor allem in Bauchfalten bilden sich leicht Abszesse, Hautinfektionen und Pilzinfektionen. Liegen solche Probleme vor und werden viel Haut bzw. viel Gewebe entfernt, wird das Ganze sogar von der Krankenkasse gedeckt.

DIE PERFEKTE WELLE?

Minimalinvasive, gerätegestützte Methoden zur Hautstraffung von Gesicht und Körper boomen. Dabei sollen Ultraschall- und Radiofrequenzwellen gezielt nur das Bindegewebe durch Wärmeentwicklung so stressen, dass es sich im Heilungsprozess strafft. Ähnlich wirken auch Laser. Gerätehersteller aus der ganzen Welt tüfteln fleißig an der perfekten Lösung, immer auf der Suche nach möglichst viel Wirkung mit möglichst wenig Nebenwirkung. Oft mündet die auch in einer Kombination verschiedener Wellen. Das Geräteangebot ist so groß, dass wir hier nur kurz allgemein geltende Grundregeln nennen können. Wie nahe das Treatment mit »Ulthera®«, »Accent®«, »Velashape®« und all den anderen Maschinen dem gewünschten Ziel kommt, hängt natürlich von der Technologie ab, aber in allererster Linie zählt die Erfahrung des behandelnden Arztes. Deshalb würden wir immer dazu raten, solche Eingriffe nur von spezialisierten Fachärzten durchführen zu lassen, die ihre Tools aus dem Effeff kennen.

Neue Methoden können natürlich gut sein, aber wir sehen sie kritisch, einfach weil es wenige Monate nach der Einführung noch keine repräsentativen Daten geben kann. Der zweite wichtige Punkt: Wirkung und Nebenwirkung stehen immer in einem nachvollziehbaren Verhältnis zueinander. Immer wenn fantastische Ergebnisse mit nur einer Behandlung und ohne jedes Risiko versprochen werden, sind wir skeptisch.

Ab durch die Mitte
Nasenkorrektur

»Nose-Jobs« gehören in den USA mittlerweile zum guten Ton. Wer sich den Eingriff leisten kann, lässt auch Nasen verändern, die wir im Original besser fanden (was so ziemlich auf die gesamte Jackson-Familie zutrifft). Das Beispiel von Jennifer Grey, die sich an der Seite von Patrick Swayze in »Dirty Dancing« zu Weltruhm tanzte, illustriert die dramatische Wirkung, die so ein »Nose-Job« haben kann. Nachdem sich die Schauspielerin ihre Charakternase auf Normmaß verschmälern und verkürzen ließ, wurde sie einfach nicht wiedererkannt.

Die Nase als Mittelpunkt des Gesichtes ist für die Ästhetik eben sehr wichtig und kann je nach Größe, Breite, Form und Schwung das Aussehen eines Menschen regelrecht umkrempeln. Das merken auch die Patienten, die eine Nasenkorrektur haben durchführen lassen. Sie zufriedenzustellen ist nicht gerade die leichteste Übung, denn wann immer die Patienten in den Spiegel gucken, springt sie ihre neue Nase regelrecht an – anders als etwa eine Ohrenanlegung, die das genaue Ergebnis ja nur durch Verrenkungen oder mithilfe eines Spiegelkabinetts sichtbar macht. Es gibt nicht wenige Fälle, in denen Operierte eine regelrechte Fixierung auf die Nase entwickeln und den behandelnden Arzt noch oft, um nicht zu sagen sehr oft aufsuchen.

Nicht nur bei Geschmacksfragen, auch technisch ist die Nasenkorrektur ein komplexes Thema. Zunächst einmal, weil der Eingriff eigentlich interdisziplinär geplant werden müsste. Am ehesten gehört die Nase in die Hände von Hals-Nasen-Ohren-Ärzten, doch die erste Adresse für ästhetische Korrekturen sind Plastische Chirurgen. Für Interessenten ist das durchaus relevant, denn diese beiden Facharztgruppen haben unterschiedliche OP-Vorlieben. Eine Nasenkorrektur oder Septorhinoplastik kann nämlich mit zwei grundverschiedenen Techniken durchgeführt werden. »Geschlossen« bedeutet, dass die Schnitte nur in der Nasenschleimhaut gemacht werden, man also keine sichtbare Narbe bekommt – eine Methode, die vor allem Hals-Nasen-Ohren-Ärzte empfehlen. Vielen Plastischen Chirurgen reicht das nicht, sie schätzen die »offene« Technik.

Was hier passiert, ist nichts für schwache Nerven. Man macht einen kleinen Schnitt am Septum, also zwischen den Nasenlöchern, und erweitert ihn in der Schleimhaut. Und dann klappt man die Haut zu der Stelle auf, an der das weiche Gewebe der Nasenspitze in den knöchernen Anteil übergeht. Genau dieser Anblick ist es, den Chirurgen schätzen, was nicht als Persönlichkeitsstörung fehlinterpretiert werden darf. Sie bringen als Pro-Argument in der Regel vor, gern zu sehen, was sie tun. Die Nase

besteht nämlich aus mehreren Knorpeln, zum Beispiel den Flü-
gelknorpeln, die die Nasenflügel bilden, oder dem Dreiecks-
knorpel in der Mitte des Nasenseptums. Je besser diese Knorpel
zu sehen sind, desto differenziertere Resultate erhoffen sich die
Anhänger der offenen Technik.

IM BLINDFLUG ANS ZIEL

*Technisch gesehen gibt es bei der offenen Nasenoperation
mehr Handlungsspielraum. Wir kennen aber Fälle, in denen
mit der geschlossenen Variante vergleichbare, sehr gute Ergebnisse erzielt wurden. Wenn ein Arzt die geschlossene Technik gut beherrscht, spricht aus unserer Sicht nichts gegen sie.*

Grundsätzlich kann man sagen, dass eine Nase viele funktionelle
Probleme mit sich bringen kann. Wenn etwa das Nasenseptum
verkrümmt oder verschoben ist, kann das die Atmung beeinträchtigen. Man bekommt schlechter Luft, schnarcht und entwickelt vielleicht sogar das gefährliche Schlafapnoesyndrom, bei
dem Atemaussetzer den gesamten Organismus extrem stressen.
Falls eine solche funktionelle Störung vorliegt, können auch gesetzliche Krankenkassen die Kosten der OP übernehmen, genau
wie bei den vergleichsweise undramatischen Eingriffen, bei denen die Nasenscheidewand begradigt wird.

Geht es um ästhetische Wünsche, kann man bei der Nase eigentlich alles verändern, wobei in der Regel eine dezente Stupsnase der Wunsch der Patienten ist. Man kann die Nase verklei-

nern, indem man die Flügel einkürzt und die Basis verschmälert. Zusätzlich muss dann Gewebe aus dem Nasenrücken entfernt werden, wofür der Arzt in der Regel einen Meißel ansetzt. Ein feiner Meißel, ja, aber immer noch ein Meißel. Soll die Nase schmäler werden, wird sie zusätzlich gebrochen. Wenig überraschend, dass Patienten die ersten Tage nach der OP nicht gerade in rosiger Erinnerung behalten. Neben Schmerzen (die allerdings in der Regel mit Tabletten zu managen sind) ist mit einer stattlichen Schwellung zu rechnen. Veilchen gibt's meist auch noch, weil oft Blut aus verletzten Gefäßen seitlich unter der Haut zu den Augen läuft und bläuliche Ringe bildet.

Zwei Wochen Down-Time nach einer Nasen-OP sollte man deshalb mindestens einkalkulieren, denn die Blutergüsse und Schwellungen werden nicht viel schneller weichen. Zudem muss man nach einer offenen OP inklusive gewünschtem Knochenbruch meist Tage bis Wochen Kunststoffschienen tragen, um die neue Form der Nase zu schützen. Bücken und Schnäuzen sind tabu, man kann kaum durch die Nase atmen. Wenn diese Wochen vergangen sind, bleiben aber wenige unangenehme Souvenirs. Nicht einmal eine nennenswerte Narbe, denn der kleine Schnitt am Septum heilt meist so gut ab, dass man ihn kaum noch erahnen kann. Das liegt daran, dass überhaupt keine Zugkraft auf diese Narbe einwirkt und sie daher sehr fein genäht werden kann.

SOFTER TREND

Man kann die Nase auch mit Hyaluronsäure verändern. Dabei sind die Möglichkeiten natürlich begrenzt, weil man die Nase nicht kleiner machen kann, sondern nur ausgleichend unterspritzt. Das bringt viel, Symmetrie zum Beispiel oder Begradigung und Ausgleich von Unebenheiten. Ein Vorteil an der neuerdings beliebten Methode ist, dass der Filler in der bewegungsarmen Nase lange hält, im Durchschnitt um die sechs bis acht Monate.

7. Auf der Suche nach dem richtigen Arzt

Wieso es gut ist, auf den eigenen Bauch zu hören

Wir sind uns sicher: Die Arztauswahl ist für die Patienten der wichtigste Schritt, nicht nur wegen der Qualität der Beratung und Behandlung. Die besten Therapievorschläge können im Nichts verhallen, wenn Patient und Arzt nicht harmonieren. Mehr noch, wer mit einem schlechten Gefühl aus dem Arztgespräch herausgeht, wird allen Entscheidungen dieses Arztes eher misstrauen. Das bringt mit sich, dass Patienten gute Behandlungen mit negativen Gefühlen durchleben und eventuelle, vielleicht unvermeidliche Nebenwirkungen deutlicher wahrnehmen. Gerade bei Therapien, die das Mitwirken des Patienten erfordern, kann dies über Erfolg und Misserfolg entscheiden. Zweimal täglich akribisch Anti-Akne-Tinkturen zu nutzen ist immer eine Herausforderung, erst recht aber, wenn man den Arzt nicht leiden kann, der sie verordnet hat, oder wenn man die Hintergründe der Therapie nicht kennt.

Im positiven Fall erlebt man mit Patienten einen echten Flow, das bemerken wir immer wieder. Man harmoniert, versteht sich. Aber es gibt auch Fälle, da hakt es einfach. Die Patienten sperren sich gegen unsere Meinung, egal, wie empathisch wir die Zusammenhänge zu erklären versuchen – und das tun verantwortungsvolle Ärzte immer. Allerdings haben wir gut reden, für uns ist das Beratungsgespräch eben Berufsalltag, und professionelle Sachlichkeit fällt leicht, wenn man etwas jeden Tag erlebt. Für den Patienten ist das Bauchgefühl erheblich wichtiger. Ist der Arzt mir sympathisch, fühle ich mich verstanden, ernst genommen? Diese Fragen sollte man sich nach einem Beratungsgespräch gerade vor einem ästhetischen Eingriff ehrlich beantworten. Und auch, wenn es Zeit und Energie kostet: Lautet die Antwort »Nein«, würden wir immer dazu raten, sich nach einer alternativen Adresse umzusehen. Es wäre eine paradoxe Situation, die eigene Gesundheit in die Hände von jemandem zu legen, dem man einfach nicht 100-prozentig vertraut.

Erste Schritte

Wer eine Brustvergrößerung will, googelt wahrscheinlich als Erstes das Stichwort »Brustvergrößerung« – was zu Millionen Treffern führt. Selbst mit weiteren Suchbegriffen wie der Stadt oder einem Facharzttitel bleibt reichlich Stoff zum Scrollen. Da stellt sich doch die Frage: Wieso steht Dr. X auf der ersten Trefferseite und Dr. Y auf der siebenundzwanzigsten? Den Arzt, der an zweihundertster Stelle steht, wird keiner mehr anklicken. Dr. X in den Treffer-Top-Ten ist aber nicht unbedingt der Arzt, der am meisten oder am besten Brüste vergrößert. Er ist der Arzt mit dem besten SEO-Marketing. Seine Webseite nennt die richtigen Stichwörter, ist verlinkt, hat die richtige Struktur, oder er bezahlt schlicht und einfach, um bei Suchmaschinen ganz oben gelistet zu werden. Das heißt natürlich nicht, dass Dr. X fachlich schlecht ist, aber es bedeutet genauso wenig, dass er fachlich besonders gut ist.

Immer wichtiger werden für Ärzte und auch für Patienten deshalb Bewertungsplattformen wie zum Beispiel Jameda® oder Docfinder®, in denen Patienten den Arzt mit Sternen bewerten – ähnlich wie es mit Hotels auf Reiseplattformen geschieht. Diese Bewertungsplattformen sehen wir Ärzte aus verschiedenen Gründen sehr kritisch. Aus Arztsicht ist erst einmal problematisch, dass Fake-Accounts sich schnell erzeugen lassen. Wer persönlichen Frust mit einem Arzt hat, kann seine Stimme so leicht vervielfachen. Hier haben die Ärzte allerdings Einflussmöglichkeit. Wir können bei negativen Bewertungen über Jameda® prüfen lassen, welcher Patient hinter dem Urteil steckt, wann er einen Termin hatte und ob es ihn wirklich gibt. Fake-Stimmen lassen sich so löschen – vorausgesetzt, der Arzt findet die Zeit dazu –, und bis dahin bleibt die negative Bewertung online sichtbar. Hinzu kommt der Fakt, dass besonders positive Auftritte durch Zahlungen an Jameda® begünstigt werden. Ärzte können nämlich Premiumpakete kaufen, die ihnen diverse Vorteile gegenüber nicht zahlenden Kollegen verschaffen. 2018 hat der Bundesgerichtshof in einem Urteil deshalb moniert, dass das Ärzteportal zwar als neutraler Informationsvermittler auftritt, aber im Sinne eigener geschäftlicher Interessen handelt. Anlass für die Verhandlung war die Klage eines Zahnarztes, der negative Bewertungen nicht hinnehmen wollte.

Die Patienten haben daher erst recht Grund zur Skepsis. Sie können nicht sehen, wer wie viel bezahlt hat, und müssen hinnehmen, was die Portale präsentieren. Vor allem wissen sie nicht, wie viele positive Urteile von echten Patienten stammen und wie viele gekauft oder von Freunden erstellt wurden. Wir wollen niemandem etwas unterstellen, aber es fällt dem aufmerksamen Beobachter schon auf, dass Bewertungen überwiegend positiv sind und sich oft im sternchenreichen »Einser«-Bereich abspielen. Unser Fazit: Als grobe Richtlinie oder für Zusatzinformationen halten wir Jameda® (und Co.) für okay, aber einen Arzt würden wir hier persönlich nie auswählen.

DICHTUNG UND WAHRHEIT

Wir denken, dass nicht nachvollziehbare Kritik auf Bewertungsplattformen für Ärzte und Kliniken – egal, ob positiv oder negativ – komplett vernachlässigt werden kann. Denn: Dadurch, dass Patienten anonymisiert bewerten, kann man als Privatmensch nie sicher sein, welche dieser Bewertungen real und welche Fake sind.

Eine neue Online-Marketingplattform ist Instagram. Immer mehr Praxen versuchen, auf den Social-Media-Zug aufzuspringen und über Instagram neue Kunden zu generieren, gerade im ästhetischen Bereich. Vor allem Plastische und Ästhetische Chirurgen,

Dermatologen und neuerdings auch Zahnärzte posten hier News und Bilder aus ihrer Praxis. Wie viele der angeblich vorhandenen Follower echte Interessenten sind, bleibt aber leider offen. In Medizinerkreisen wird durchaus spekuliert, welcher der Kollegen gerade wieder einen Schwung Follower gekauft hat. Dass wir uns nicht missverstehen: Wir sind im Großen und Ganzen Freunde vom Onlinemarketing, wir bloggen ja selbst. Gerade wenn man im ästhetischen Bereich eine jüngere Zielgruppe ansprechen will, führt unserer Meinung nach kein Weg daran vorbei, außerdem finden wir den direkten und für alle nachvollziehbaren Austausch mit den Patienten toll. Nur darf man nicht vergessen, dass auch bei Instagram nicht alles Gold ist, was glänzt.

Auch die Printmedien und TV haben ein Wörtchen mitzureden. Redaktionell aufbereitete Advertorials in People-Magazinen machen viel her, aber man darf sich auch hier als Leser nicht hinters Licht führen lassen. Was aussieht wie ein journalistischer Bericht, ist in Wirklichkeit eine gekaufte Werbefläche, kenntlich gemacht nur durch den winzigen Hinweis »Anzeige« irgendwo auf der Seite. Taucht der Name eines Arztes häufig in Interviews auf, sagt das genauso wenig aus wie die Nennung unter den Google-Top-Ten. Der Arzt mit großer Medienpräsenz kann gut oder schlecht sein. Die vielen Clippings belegen nur, dass seine PR-Agentur fleißig ist. Und wir sind uns sicher: Auch vor Auftritten in einschlägigen TV-Serien wird hart verhandelt, wer da unter welchen Bedingungen als Experte für den neuen Traumkörper auftreten darf.

Um einiges glaubwürdiger ist hier schon der »Focus«, der seit 20 Jahren mit dem sogenannten Peer-Verfahren nach besonders guten Ärzten sucht. Hierbei bewerten namentlich bekannte, etablierte Ärzte Kollegen, Praxen und Kliniken. Abertausend Adressen sind mittlerweile ausgezeichnet worden, es verwundert also nicht, dass man das Siegel auf vielen Homepages findet. Trotzdem wird nicht jeder vom »Focus« als top bewertete Arzt dieses Siegel nutzen. Das hat Kostengründe. Die Auswahl der Ärzte durch »Focus« ist zwar vermutlich lupenrein, aber will der Arzt das Logo zeigen, wird er zur Kasse gebeten. Es kostet ganz einfach Geld, den Eyecatcher auf der Landingpage der eigenen Internetadresse zu platzieren.

Sehr aussagekräftig finden wir die Seiten der Ärzte selbst. Ist das Prozedere einfach und verständlich erklärt? Wenn man hier entweder nur sehr oberflächliche Informationen bekommt oder mit schwer verständlichen Texten überflutet wird, wären wir skeptisch. Auf der eigenen Homepage gibt sich wohl jeder Mühe, seine Arbeit bestmöglich zu erklären. Wenn es nicht einmal hier klappt, steigt das Risiko, dass der Patient nach dem Beratungsgespräch mehr verwirrt als aufgeklärt ist. Ein weiterer wichtiger Punkt ist auch die Frage, wie offen über Nebenwirkungen informiert wird. Den völlig risikofreien Eingriff gibt es nicht, auch die Darstellung von möglichen Schmerzen ist höchst dehnbar. Häufig liest man zum Beispiel, nach einer Liposuktion sei mit einem muskelkaterähnlichen Gefühl zu rechnen. Das halten wir schlicht für falsch. Wir betreiben beide aktiv Leistungssport und haben schon sehr oft einen ausgeprägten Muskelkater gehabt, aber niemals in der Dimension, in der einige Liposuktions-Patienten ihre postoperativen Beschwerden beschreiben. Kurz: Wenn auf einer Homepage klipp und klar über solche Schattenseiten aufgeklärt wird, ist das schon einmal ein dickes Plus.

Das beste Instrument bei der Vorabrecherche hat mit Medien allerdings gar nichts zu tun. Was unserer Meinung nach viel, viel mehr bedeutet als Medienpräsenz, ist Mundpropaganda. Zur Not über zwei Ecken. Egal, ob's die Kollegin der Schwester ist oder der beste Kumpel, wenn es zu der Kritik ein Gesicht gibt, sollte man hinhören, was über die Erfahrungen mit Dr. Soundso berichtet wird.

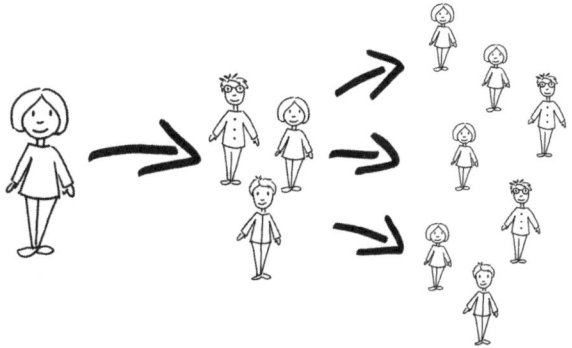

Doctor Who?

Ein wichtiger Punkt bei der Arztsuche sind natürlich Facharzttitel. Eigendarstellungen als »Schönheitschirurg«, als »ästhetischer Arzt« und als »Arzt für Ästhetische Medizin« verdienen eine kritische Betrachtung, diese Begriffe sind nicht geschützt, also weder gesetzlich noch durch die Ärztekammer reglementiert. Mit den Begriffen werben zwar auch seriöse Praxen, in denen erfahrene und gut ausgebildete Fachärzte arbeiten. Aber für Qualität gibt es keine Garantie, denn »Schönheitschirurg« ist nun einmal keine geschützte Bezeichnung.

Geschützt sind die Titel »Facharzt für Plastische und Ästhetische Chirurgie« und »Facharzt für Dermatologie« – die Fachrichtungen, die sich am meisten mit der Ästhetischen Medizin auseinandersetzen. An dieser Stelle müssen wir betonen, dass leider auch diese Facharzttitel kein Freifahrtschein für optimale Ergebnisse sind. Im Studium der Medizin spielen ästhetische Eingriffe nämlich nach wie vor keine Rolle, und auch in der weiteren Ausbildung muss man sich selbstständig in diesen Bereichen weiterbilden. Wer sich nicht aus eigener Initiative fortbildet, hat zu Beginn der Laufbahn zwar profunde Grundkenntnisse, kann aber ganz bestimmt nicht besser Falten unterspritzen als ein Allgemeinarzt mit mehrjähriger Spritz-Erfahrung.

Unter Kollegen wird aber vor allem kritisch diskutiert über Ärzte, die ohne Facharztausbildung gleich nach der Universität ins lukrative Geschäft mit Spritzen, Botulinumtoxin, Hyaluron und Fäden einsteigen – meist als Angestellte in Praxisketten mit vielen Niederlassungen, die von Wirtschaftlern geführt werden. Solche Ketten kalkulieren die Eingriffe en gros und bieten sie nicht selten zum Schnäppchenpreis an. Da gibt's dann die Lippenunterspritzung für einen Bruchteil dessen, was ein niedergelassener Ästhetischer Chirurg oder Dermatologe verlangt. Das hängt mit den Kosten der Infrastruktur einer einzelnen Praxis zusammen und damit, dass Filler- und Implantat-Anbieter kleinen Abnehmern ganz andere Preise abverlangen. Hinzu kommt, dass wir keinen Kollegen kennen, der Dumpingpreise erstrebenswert findet. Wenn Qualität an oberster Stelle steht, wird nicht die günstigere Lösung gewählt, sondern die bessere.

Geht es um den Preis, stehen auch Behandlungen im Ausland hoch im Kurs. Dabei könnte man übrigens auf einen deutschen

Facharzt treffen: Es gibt den Trend, dass im deutschsprachigen Raum angestellte oder niedergelassene Ärzte Zweigniederlassungen im Ausland eröffnen, etwa in Tschechien oder Polen, um dort durch niedrigere Nebenkosten günstigere Behandlungen für ihre deutschen Patienten anbieten zu können. In unserem Bekanntenkreis ist zum Beispiel eine Frau, die von einer Schweizer Fachärztin in Slowenien Brustimplantate bekam und glücklich ist mit der Operation und dem Resultat. Sie ist kein Einzelfall, denn egal ob im Ausland oder bei einer Praxiskette: Die Eingriffe können gut verlaufen, es gibt durchaus viele zufriedene Patienten.

Allerdings steht man bei diesem Sparmodell oft vor dem grundlegenden Problem, den Arzt, der den Eingriff durchführt, mit großer Wahrscheinlichkeit erst kurz vor dem Eingriff kennenzulernen. Das betrifft auch die deutschen Ketten. Eine Münchnerin könnte zum Beispiel in einer Münchner Niederlassung beraten werden und müsste dann zum OP-Termin nach Berlin fahren, wo sie von einem Arzt operiert wird, den sie noch nie zuvor gesehen hat.

Gerade in Bezug auf Eingriffe im Ausland müssen wir uns wieder die Situation beim Beratungsgespräch vor Augen führen. Wenn schon daheim Fragen offenbleiben, wie sieht es erst bei Beratungen aus, die in einer Fremdsprache und womöglich unter Zeitdruck geführt werden? Wir können jeden Patienten verstehen, der sich vor einem Eingriff lieber über das schöne Resultat Gedanken macht als über Risiken. Trotzdem können wir nur anraten, auch die Schattenseiten eines Eingriffs genau zu beleuchten und bei der Kostenplanung das Worst-Case-Szenario im Blick zu behalten.

ABGESICHERT

Wer mit einem großen Eingriff wie einer Brustvergrößerung oder einer Fettabsaugung liebäugelt, sollte sich zumindest Informationen über Zusatzversicherungen einholen. Sie federn bei nötigen Nachbehandlungen finanzielle Einbußen ganz oder teilweise ab, sodass eine Korrektur nicht aus Kostengründen scheitert und ohne Gutachten-Marathon auch nach einer OP im Ausland machbar ist.

Hinzu kommt bei Eingriffen weitab vom Wohnort das Problem der Nachbetreuung. Wer als Beauty-Tourist für zwei, drei Tage in ein anderes Land fährt, um dort einen Eingriff durchführen zu lassen, ist nach der Entlassung auf sich allein gestellt. Zurück in Deutschland, verunsichern dann selbst weitgehend undramatische OP-Nebenwirkungen wie Blutergüsse. Patienten müssen sich verdeutlichen, dass es aber noch ganz andere Folgen gibt. Serome etwa, Ansammlungen von Lymphflüssigkeit, die punktiert werden müssen. Wir kennen Fälle, in denen jüngere, gesunde Männer nach einer Bauchdeckenstraffung in einer türkischen Klinik mit ebensolchen Seromen vorsprachen. Direkt nach der Rückkehr sah alles gut aus, doch im Laufe von Tagen entwickelten sich Beulen am Bauch. In der Wundhöhle hatte sich in beiden Fällen fast ein Liter Flüssigkeit angesammelt.

Aus medizinischer Sicht eine unerfreuliche, aber unkomplizierte Angelegenheit, ausgelöst durch schnelles Absaugen mit großen Kanülen, die zwar Zeit sparen, aber unebene Ergebnisse und Probleme wie Serome begünstigen. Aus Patientensicht stellt sich so etwas natürlich anders dar. Neben emotionalen Folgen wie Angst, Schmerzen und Furcht vor optisch schlechten Ergebnissen bringen solche Komplikationen ganz einfach Zusatzkosten mit sich, die erheblich ausfallen können. Wird nämlich in einer deutschen Facharztpraxis eine Korrektur oder Nachbehandlung vorgenommen, ist das aus Sicht der Krankenkasse ein elektiver, also freiwilliger Eingriff, der zu 100 Prozent aus eigener Tasche bezahlt werden muss. Im Falle der beschriebenen Serome beliefen sich die Kosten auf etwa 6000 Euro.

Man kann die operierende Klinik im Ausland theoretisch regresspflichtig machen, wenn der abgeschlossene Vertrag entsprechend gestaltet ist. Meist enthalten die Verträge allerdings Klauseln, die Klagen nahezu aussichtslos machen, sodass man Folgeoperationen etwa durch eventuell auftretende Wundheilungsstörungen selbst trägt. Wir wissen zudem nur von Fällen, in denen der Gerichtsstand einer solchen Auseinandersetzung im jeweiligen Ausland gelegen und eine juristische Lösung erheblichen Aufwand und Kosten verursacht hätte. Im Extremfall geht es dem Patienten so wie einer uns bekannten Frau, die sich die Brüste hatte verkleinern lassen. Bei der OP wurde allerdings ein Tupfer in der Brust vergessen, der sich massiv entzündete und abkapselte. Es waren drei Revisionen – Nachbehandlungen – nötig, um die Folgen zu beheben. Die Frau klagte erfolgreich, die Kosten wurden ihr erstattet. Allerdings hatte der erste Eingriff in Deutschland stattgefunden, die Klage wurde also von deutschen Gerichten behandelt. Denselben Erfolg vor einem ausländischen Gericht zu erlangen ist ungleich komplizierter, schon allein weil für jede Verhandlung eine weitere Reise ansteht.

Ein weiteres heikles Thema bei günstigen ästhetischen Eingriffen ist die Qualität der verwendeten Materialien. Seit dem Skandal um die mit billigem Industriesilikon gefüllten PIP-Implantate wissen wir, dass nicht jeder Anbieter von Fillern, Botulinumtoxin oder Implantaten perfekt arbeitet und das Patientenwohl an erste Stelle stellt. Auf eine strenge Prüfung durch den Gesetzgeber darf man auch hier nicht vertrauen. Die Materialien gelten nicht als Medikamente, sondern als Medizinprodukt – genau wie etwa medizinische Software, Katheter, Herzschrittmacher, Dentalprodukte, Verbandstoffe, Sehhilfen, Röntgengeräte oder Kondome.

HOW I WOULD DO IT!

Ein einfacher Tipp, sich von der Qualität der verwendeten Geräte, Filler und Implantate zu überzeugen, ist die Frage nach der US-Zulassung. Die zuständige Behörde Food and Drug Administration, kurz FDA, ist in vielerlei Hinsicht strenger und konservativer als ihr EU-Pendant. Erfüllt ein Produkt beide Anforderungen, ist das ein relativ verlässliches Qualitätsmerkmal.
Marie

Die namhaften Anbieter ästhetischer Medizinprodukte betreiben aus eigener Initiative etwa bei der Abfüllung von Fillern den höchstmöglichen Aufwand, der auch dem wesentlich strengeren Arzneimittelrecht genügen würde. Da gibt es zum Beispiel sterile Räume, in die durch raffinierte Luftdrucksysteme keine Außenluft dringen kann. Aber es gibt eben auch schwarze Schafe. Man hört immer wieder von Fällen, in denen gestrecktes Botulinum-toxin angeboten wurde, und von Pharmavertretern, die Filler zu einem Bruchteil dessen vertreiben, das solche Präparate bei den großen Firmen kosten. Schwer vorstellbar, dass bei der Herstellung lupenrein gearbeitet wurde. Im Glücksfall versagen solche Präparate nur bei der Haltbarkeit, müssen also häufiger gespritzt werden als Qualitätsware.

Wir wollen und können kein Pauschalurteil über in Deutschland niedergelassene Ärzte fällen, aber summa summarum würden wir einen Eingriff eher bei einem niedergelassenen Facharzt im näheren Umfeld durchführen lassen. Dafür gibt es noch einen weiteren Grund, insbesondere im ästhetischen Bereich: den guten Ruf. Wir wissen zum Beispiel, dass nach ästhetischen Eingriffen ohne zufriedenstellendes Ergebnis Revisionseingriffe – also Eingriffe, die den Fehler beheben – von niedergelassenen Ärzten oftmals auf Kulanzebene durchgeführt werden, weil die Ärzte um ihren guten Ruf bemüht sind. Genauso verhält es sich mit billigen Materialien. Bei Fachgesprächen über Filler betonen alle Kollegen, dass sie Qualität vor Preis stellen. Ärzte sind eben auch Menschen, und sobald ein Kollege mit seinem Namen für das Ergebnis der Unterspritzung steht, wird er Risiken doppelt und dreifach scheuen.

Es wird ernst

Irgendwann ist es so weit, man hat Adressen gefunden, die infrage kommen. Also wird ein Beratungsgespräch vereinbart, das im Idealfall nicht kostenfrei ist. Die meisten Ärzte berechnen für das Gespräch ein Honorar, welches sie im Falle eines Eingriffs allerdings anrechnen, also von der finalen Rechnung abziehen. Honorarfreie Beratungsgespräche sehen wir kritisch. Hier droht die Gefahr, dass der Eingriff in einem besonders positiven Licht dargestellt wird, dass also aus dem Beratungs- ein Verkaufsgespräch wird. Das muss natürlich nicht so ablaufen, aber das Honorar fürs Erstgespräch erhöht die Wahrscheinlichkeit, dass von einem ungeeigneten oder sinnlosen Eingriff abgeraten wird.

Der ideale Patient hat alle Fragen notiert, kann Auskunft über bereits erfolgte Eingriffe und eventuell bestehende Erkrankungen geben und hält vielleicht sogar Fotos bereit, die sein Ziel darstellen. Das machen viele Patienten – wir sehen zum Beispiel immer wieder Bilder von Angelina Jolie, wenn's um Lippenunterspritzung geht. Das klingt vielleicht ein bisschen skurril, aber wir mögen es. Die Fotos zeigen, welche Form und Kontur gewünscht sind und wie stark zum Beispiel der Kussmund ausgeprägt sein sollte. Gefragt werden sollte auf jeden Fall, wie viel Erfahrung der Arzt bereits mit einer Technik oder einem Gerät sammeln konnte. Dass die hundertste Brustvergrößerung routinierter abläuft als die erste, müssen wir nicht erklären. Es mag aus Patientensicht etwas Überwindung kosten, gerade wenn man großen Respekt vor dem Titel seines Gegenübers hat, aber wir können versichern: Wir finden es toll, wenn Patienten sich ernst nehmen. Je komplexer der Eingriff, desto länger und ruhiger sollte das Beratungsgespräch sein. Bei einer Brustvergrößerung finden wir es angemessen, wenn sich der Arzt mindestens 15, besser 30 Minuten Zeit nimmt für die Aufklärung. Er sollte Schritt für Schritt verständlich erklären, was gemacht wird, und positiv auf Fragen reagieren. Das können wir gar nicht oft genug betonen: Stellen Sie möglichst viele Fragen, und bereiten Sie sich vor.

Die letzte und oft vergessene Etappe auf dem Weg zum Eingriff ist, was nach diesem ersten Arzttermin passiert. Wir finden es legitim und empfehlenswert, bei großen Eingriffen wie einer Liposuktion oder einer Brust-OP auch einen zweiten, vielleicht sogar einen dritten Arzt aufzusuchen. In vielen Ländern ist eine »Second Opinion« völlig normal. Minuspunkte würden wir einer Praxis geben, in der wir noch im Beratungsgespräch gedrängt werden, einen OP-Termin zu vereinbaren. Bedenkzeit muss sein, denn in dieser Zeit kann man vertiefen, was man aus dem Beratungsgespräch an neuen Informationen mitgenommen hat.

Nehmen Sie sich die Zeit, leisten Sie sich eine kritische Evaluation des Gesprächs bzw. der Gespräche. Es geht um Ihren Körper!

Glossar

Ablativer Laser: abtragender, die obersten Hautschichten
   entfernender Laser

Abschilfern: natürliches, kontinuierliches Abstoßen von toten
   Hautzellen

Abszedierend: Eiter entwickelnd

Abszess: abgekapselte Ansammlung von Eiter

Adipositas: Übergewicht ab einem BMI (Body-Mass-Index) von
   über 30

AHA: Abkürzung von Alpha-Hydroxy-Säure, Fruchtsäure

Akne: jede Form von Pickel

Aktinische Keratose: meist rötliche, nicht abheilende, raue und oft
   erhabene Stelle in der Hautoberfläche, Vorstufe von weißem
   Hautkrebs

Alopezie: Ausdünnung der Haardichte durch anhaltenden
   Haarausfall

Anagenphase: siehe Haarwachstum

Androgene: männliche Hormone

Antiinflammatorisch: alles, was Entzündungen vorbeugt bzw. sie
   bekämpft

Antioxidanzien: Stoffe, die durch Bindung von Sauerstoffradikalen
   Gewebeschäden verhindern

Antitranspirantien: kosmetische Schweißhemmer, die
   Schweißdrüsenausgänge meist mittels Aluminiumchlorid
   verschließen

Atopisch: Krankheiten, die aufgrund einer erhöhten Bildung von Antikörpern auf Umweltstoffe entstehen

Atopisches Ekzem: siehe Neurodermitis

Autolog: zu demselben Individuum gehörig

Barrierefunktion: siehe Schutzbarriere

Biotechnologie: Nutzung von Enzymen, Zellen oder Bakterien zur Erzeugung von Stoffen

Blackheads: offene Mitesser mit oxidiertem dunklem Talg

Body-Lift: chirurgische Hautstraffung des Bauches und Rückens

Botulinumtoxin: Stoff, der bestimmte muskuläre Signalübertragungswege im Körper hemmt

Boxcar: oberflächliche Akne-Narbe, U-förmig

BTX: Kurzform von Botulinumtoxin

Chemical Peelings: Abtragung der oberen Hautschicht/ Hautschichten mittels chemisch erzeugter Säuren wie Trichloressigsäure (TCA)

Chronische Erkrankung: jede Erkrankung, die in ihrer Ursache nicht oder nur schwer behandelbar ist

CO_2-Laser: Kohlenstoffdioxidlaser, der durch Erzeugung von Infrarotlicht, Absorption von Wasser und thermische Effekte wirkt

Couperose: entzündliche Veränderung der feinen Blutgefäße im Wangenbereich, erstes Stadium der Rosazea

Débridement: Entfernung von krankem Gewebe

Dermabrasion: mechanische Abtragung der oberen Hautschichten bis hin zur gesamten Epidermis

Dermal-epidermale Übergangszone: siehe Epidermal Junction Zone

Dermashave: Abtragung der oberflächlichen Hautschicht mit dem Skalpell

Dermatitis: Entzündung der Haut

Dermatoskop: Auflichtmikroskop des Hautarztes

Dermis: mittlere Hautschicht, reich an lebenden Zellen und Bindegewebe

Down-Time: die Zeit, die bis zum völligen Abheilen von Wunden und von anderen Nebenwirkungen nach einem ästhetisch-medizinischen Eingriff verstreicht

Dysmorphophobie: verschobene Eigenwahrnehmung

Ekzem: entzündliche Hauterkrankung; Juckflechte

Elastin: das Bindegewebe formende Eiweißverbindung

Emulgatoren: Stoffe, die wässrige und ölige Anteile u. a. in Kosmetik miteinander verbinden

Epidermal Junction Zone: Verbindungsschicht zwischen Epidermis und Subcutis

Epidermis: äußerste Hautschicht, Schutzhülle zur Umwelt

Erythem: Rötung

Exfoliation: Abtragen von Schichten oder Anteilen der Haut

Extrinsische Hautalterung: Hautalterung, die durch äußere (und vermeidbare) Faktoren ausgelöst wird (z. B. Sonnenlicht, Zigarettenrauch, mangelnde innere und äußere Versorgung mit Vitaminen)

Faden-Lifting: Straffung der Haut durch Einziehen von Fäden

Farbstofflaser: Laser, die mit unterschiedlichen Methoden eine Lichtwellenlänge erzeugen, die nur auf Stoffe mit bestimmten Farben wirken (z. B. auf den roten Blutfarbstoff für ein »Zusammenschweißen« der Gefäße)

Fett-weg-Spritze: Auflösung von begrenzten Fettpolstern durch Injektion einer fettlösenden Substanz

Fettabsaugung: Liposuktion

Fettsäuren: natürliche, mit Glycerin verbundene Anteile des natürlichen Fetts

Fibrillin: Protein, das für die Bildung elastischer Fasern im Bindegewebe nötig ist

Fibroblasten: Zellen der Unterhaut, die die Baustoffe des Bindegewebes bilden

Filaggrin: Schlüsseleiweiß der Hautbarriere, wichtige Bestandteile für die Bildung der Epidermis

Filamente: weißliche Stifte, die sich z. B. bei Druck auf die
  Nasenspitze entleeren

Filler: alle Füllsubstanzen, die mittels Spritze gegen Falten und
  Volumenverschiebung eingesetzt werden

Flavonoide: sekundäre, antioxidative Pflanzenstoffe

Flush: plötzliche Rötung des Gesichts verbunden mit einem
  Hitzegefühl

Follikel: Einstülpungen der Ober- und Lederhaut, in denen meist
  Haarwurzeln angesiedelt sind und in die Talg- und apokrine
  Schweißdrüsen münden

Follikulitis: meist Haarwurzelentzündung

Fumarsäure: medizinischer Wirkstoff gegen Schuppenflechte

Gesichtskompartimente: Partien des Gesichts, z. B. Stirn, Wangen,
  Kinn

Glykation/Glykierung: Veränderung von Gewebe durch
  Kohlehydrate, Verzuckerung

Glyzerin: wasserbindender, in allen natürlichen Fetten und Ölen
  enthaltener Stoff

Grießkörner: eine Form der geschlossenen Mitesser mit weißem Talg,
  s. auch Milien

Gynäkomastie: Vergrößerung der Brustdrüse beim Mann

Haarwachstum: Zyklus aus drei Phasen, in denen die Haarwurzel
  erst aktiv das Haar bildet (Wachstums- bzw. Anagenphase), dann
  langsam abstirbt (Übergangs- bzw. Katagenphase) und zuletzt
  passiv in der Kopfhaut bleibt (Ruhe- bzw. Telogenphase), bevor
  sie ausfällt

Hornschicht: siehe Stratum corneum

Hyaluronsäure: Zuckerverbindung mit stark wasserspeichernden
  Eigenschaften, wird oft als Filler eingesetzt und ist Bestandteil von
  vielen Anti-Aging-Cremes

Hydration: Durchfeuchtung

Hyperglykämische Nahrung: Lebensmittel mit großen Anteilen an
  schnell verwertbaren Kohlehydraten (Zucker)

Hyperhidrose: von der Temperatur unabhängige, krankhafte
   Überaktivität der Schweißdrüsen

Hyperkeratose: übermäßige Verhornung der Haut

Hyperpigmentierung: örtlich begrenzte Anhäufung von hauteigenen
   Pigmenten

Hyperplasie: Vergrößerung eines Organs/einer Struktur des
   Körpers durch übermäßige Vermehrung von Zellen, z. B.
   Talgdrüsenhyperplasie = vergrößerte Talgdrüsen

Hyponychium: schützendes Häutchen, das an der Finger- und
   Zehenspitze Nagel und Haut verbindet

Immunglobuline: Antikörper, Waffen des Immunsystems

Injektionslipolyse: siehe Fett-weg-Spritze

Intrinsische Hautalterung: Hautalterung, die durch innere Faktoren
   (z. B. DNA-Schäden bei der Zellteilung, Verlust von Telomeren)
   ausgelöst wird

Iontophorese: Behandlung von Körperpartien mit Strom

IPL-Laser: »Intensed Pulsed Light«-Lampe, die durch Lichtblitze die
   Haut verbessern oder Haare entfernen soll

Isotretinoin: Vitamin-A-Säure-Derivat

Jawline: Kinnlinie, analog dazu Jawlineslimming = medizinische
   Methoden zur Verschmälerung der Kieferregion

Jet-Lavage: Débridement mit einem festen Wasserstrahl

Kapselfibrose: Bildung einer Bindegewebsschicht, mit der der Körper
   Fremdkörper wie Brustimplantate ummantelt

Katagenphase: siehe Haarwachstum

Keimschicht: siehe Stratum basale

Keratinozyt: die am häufigsten in der Epidermis vorkommende
   Zellart

Komedonen: Mitesser, analog dazu: komedogen = mitesserfördernd

Korneozyten: abgestorbener Keratinozyt in der Hornschicht;
   Hornzelle

Kortison: immunsuppressives Medikament, hemmt die
   Abwehrreaktion des Körpers

Kryolipolyse: Auflösung von begrenzten Fettpolstern durch Kälte

Laser: kurz für »Light amplification by stimulated emission of radiation«, alle Geräte, die sehr starkes Licht in einem engen Frequenzbereich erzeugen

Läsion: Verletzung

Lederhaut: siehe Dermis

Lipide: Fette

Lipödem: Fettverteilungsstörung

Lipolyse: Fettabbau durch Auflösung von Fettzellen

Liquid Lifting: Verjüngung der Gesichtskontur durch Filler

Lymphödem: Erkrankung des Lymphgefäßsystems, bei dem zu viel Wasser im Gewebe verbleibt

Malassezia furfur: ein Pilz der normalen Hautflora, der bei übermäßigem Wachstum zu Pytiriasis versicolor führen kann, indem er die Melaninproduktion toxisch hemmt

Malignes Melanom: gefährlichste Form von schwarzem Hautkrebs

Melanozyten: pigmentbildende Zellen

Mesospritzen: extrem feine, flächig aufgebrachte Injektionen

Metastasen: Krebszellen, die an anderer Stelle als am Ursprungsort wachsen

Microdermabrasion: oberflächliche Abtragung der Hornschicht

Microneedling: flächige punktuelle Verletzung der Haut durch viele kleine Stiche mit dem Zweck, durch Verletzung und anschließende Wundheilung das Hautbild zu verbessern

Mikrobiom: Summe der Mikroorganismen, die ein Individuum beherbergt

Mikroorganismen: Pilze, Bakterien und Viren

Milien: eine Form der geschlossenen Mitesser mit verhärtetem weißem Talg

Minimalinvasive Treatments: Sammelbegriff für ästhetische Maßnahmen mit sehr geringer Down-Time

Mommy Makeover: nicht genau definierter Begriff verschiedener ästhetischer Maßnahmen zur Behebung optischer Schwangerschaftsfolgen

Nasolabialfalte: die Falte(n) zwischen Nasenflügel und Mundwinkel

Neurodermitis: chronische, nicht ansteckende Erkrankung mit Störung der Barrierefunktion der Haut

Noxen: schädliche Substanzen

Oberhaut: siehe Epidermis

Oberlidstraffung: Entfernung überschüssiger Haut des oberen Augenlides

Östrogen: weibliches Geschlechtshormon

Oxidativer Stress: Belastung mit Sauerstoffradikalen

Paleo-Diät: Steinzeitessen (Fleisch, Obst, Gemüse, Nüsse)

Papeln: bis zu erbsengroße Verdickung der Haut / Knötchen

Parabene: wirken als Konservierungsmittel in vielen Kosmetika, Arzneimitteln und bestimmten Lebensmitteln

Pathologisch: krankhaft

PDO-Threads: Kunststofffäden aus Polydioxan, die beim Faden-Lifting eingesetzt werden

Peptide: Eiweißverbindungen

Periorale Dermatitis: um den Mund entstehende Hautentzündung durch Überpflegung, auch »Stewardessen-Krankheit« genannt

pH-Wert: Maßeinheit zur Bestimmung des Säure- bzw. Laugengehalts einer Flüssigkeit

Pigmentzellen: siehe Melanozyten

Plaques: flächige, erhabene Hautveränderung

Polymilchsäure: ein Stoff, der durch den Körper abgebaut werden kann, dient oft als Baustein für Fäden oder semipermanente Filler

Polyphenole: sekundäre, antioxidative Pflanzenstoffe

Proentzündlich: Faktoren, die Entzündungen verstärken und begünstigen

Prophylaxe: Vorsorgemaßnahme

PRP Platelet Rich Plasma: Plättchenreiches Plasma = Blutbestandteil, der reich an Blutplättchen ist und viele Wachstumsfaktoren enthält

Psoriasis: Schuppenflechte

Punch-Exzision: sauberes Ausstanzen von Narbengewebe mit dem Ziel der verbesserten Abheilung

Pusteln: mit Eiter gefüllte Bläschen

Radiofrequenz: hochfrequente elektromagnetische Wellen, mit denen sich gezielt das Bindegewebe erhitzen lässt

Retinol, Retinoide: Vitamin-A- und Vitamin-A-Säure-Derivate

Revisionen: Überprüfung; im chirurgischen Kontext: Re-Operation

Rhinophym: stärkste Form der Rosazea mit geröteter, knollenförmiger Verdickung der Nase

Rosazea: entzündliche Veränderung der feinen Blutgefäße im Gesicht, verbunden mit Papeln und Pusteln

Ruhephase: siehe Haarwachstum

Sagging: Absacken des Hautgewebes im Gesicht

Salicylsäure: ursprünglich aus Weiden gewonnener Stoff mit antibakteriellen und keratolytischen Eigenschaften

Sauerstoffradikale: reaktionsfreudige Sauerstoffverbindungen mit unbesetztem Elektron

Säureschutzmantel: siehe Schutzbarriere

Schuppenflechte: siehe Psoriasis

Schutzbarriere: Zusammenspiel von Hornschicht und Mikrobiom, verhindert u. a. das Eindringen von Noxen in die Haut und hilft, Wasser zu speichern

Schwarzer Hautkrebs: potenziell metastasierender Hautkrebs, der vor allem Pigmentzellen betrifft

Septen: Trennwand/Scheidewand; oft verhärtete Bindegewebsstränge

Septorhinoplastik: chirurgische Nasenkorrektur mit Korrektur der Nasenscheidewand

Seren: hoch dosierte Kosmetika mit geringem/keinem Fettanteil

Serome: nicht vorbestehender Hohlraum mit Ansammlung von Lymphe und Wundflüssigkeit, oft nach Operationen

Silikone: synthetisch erzeugte Fette mit glättenden, weich machenden Eigenschaften

Skin Resurfacing: »der Haut eine neue Oberfläche gebend«/ Behandlungen, die auf die oberflächliche Verbesserung der Hauttextur abzielen

SMAS: Superfizielles Muskuläres Aponeurotisches System, eine Gewebeschicht, die zahlreiche Gesichtsmuskeln verbindet

Spreiten: flächige Verteilung von Kosmetika

Steroide: Übergruppe an chemischen Verbindungen, die z. B. als Sexualhormone im Körper wirken (Androgene beim Mann, Estrogene bei der Frau)

Stratum basale: Basalzellschicht, in der Keratinozyten reifen

Stratum corneum: Hornschicht aus toten Hautzellen und Fetten

Stratum papillare: Grenzschicht zwischen Oberhaut (Epidermis) und Lederhaut (Dermis)

Streptokokken: Übergruppe von Bakterien, die harmlos sein können, aber auch in der Lage sind, Krankheiten auszulösen

Subcision: Zerschneiden von Bindegewebssträngen unter der Hautoberfläche

Subkutis: untere Hautschicht, besteht vor allem aus Bindegewebe und Unterhautfett

Syndets: synthetische Seife

Systemische Medikamente: Arzneimittel, die auf den gesamten Körper wirken

Talgdrüsen/Talgfollikel: Drüse, die im oberen Teil der Haut liegt und Fette produziert und diese absondert

Teleangiektasien: erweiterte Gefäße der Haut, mit bloßem Auge sichtbar

Telogenphase: siehe Haarwachstum

Tenside: waschaktive Substanzen, die wie Emulgatoren Fette mit Wasser verbinden, aber zusätzlich schäumen

Testosteron: männliches Geschlechtshormon

Topisch: örtlich/äußerlich; hier: auf die Haut aufgebrachte Therapeutika

Toxisch: giftig

Trigger: Faktoren, die eine Reaktion provozieren oder verstärken, aber nicht verursachen

Tüpfelnägel: Symptom der Schuppenflechte, Nägel mit vielen kleinen Grübchen

Übergangsphase: siehe Haarwachstum

Unterhaut: siehe Subcutis

Urea: Harnsäure, stark wasserbindender Stoff

UV-Licht: mit dem Auge nicht sichtbare Lichtwellen; wird wieder unterteilt in UV-A (315–400 Nanometer), UV-B (280-315 Nanometer) und UV-C (100–280 Nanometer)

VACs: vakuumassistierte, bei chronischen Wunden eingesetzte Verbände

Vampire-Lift: Behandlung mit PRP aus eigenem Blut, daher Vampir-Lifting genannt

Vellushaar: Flaumhaar, kommt z. B. bei Babys und in der letzten Phase des Haarausfalls vor

Videomikroskop: dermatologisches Gerät zur Hautbeobachtung

Vitiligo: Weißfleckenkrankheit, bei der in begrenzten Arealen weniger/keine Pigmente mehr produziert werden

Vorläufer- oder Stammzellen: Zellen, die sich je nach Umweltbedingungen in verschiedene Zellen entwickeln können

Wachstumsfaktoren: körpereigene Stoffe, die das Gewebewachstum stimulieren

Wachstumsphase: siehe Haarwachstum

Weichmacher: Stoffe, die Haut oder Haar leicht aufbrechen und sich anlagern, um Rauigkeiten zu beheben

Weißer Hautkrebs: Basalzellkarzinome (Basaliome) und Plattenepithelkarzinome (z. B. Spinaliome), nur sehr selten streuende Formen von Hautkrebs, oft durch UV-Licht ausgelöst

Weißfleckenkrankheit: siehe Vitiligo

Whiteheads: geschlossene Mitesser mit weißem Talg; auch Milien/Grießkörner

Zellulite: typisch weibliche Hautveränderung mit Dellen z. B. am Po; Orangenhaut

Zellulitis: bakteriell bedingte, behandlungsbedürftige Hautentzündung, unter der auch Männer und Kinder leiden

Literaturliste

Kapitel 2

Banchereau, J., and Steinman, RM. "Dendritic cells and the control of immunity". *Nature* 392.6673 (1998): 245.

Barthel, R., and Aberdam, D. "Epidermal stem cells". *Journal of the European Academy of Dermatology and Venereology* 19.4 (2005): 405–413.

Boelsma, E., Hendriks, HFJ., and Roza, L. "Nutritional skin care: health effects of micronutrients and fatty acids–". *The American journal of clinical nutrition* 73.5 (2001): 853–864.

Bos, JD., and Kapsenberg, ML. "The skin immune system: progress in cutaneous biology". *Immunology today* 14.2 (1993): 75–78.

Breen, M., et al. "Acidic glycosaminoglycans in human skin during fetal development and adult life". *BBA–General Subjects* 201.1 (1970): 54–60.

Duscher, D., et al. "Seasonal Impact on Surgical Site Infections in Body Contouring Surgery: A Retrospective Cohort Study of 602 Patients Over a Period of 6 Years". *Plastic and reconstructive surgery* (2018).

Farage, MA., et al. "Characteristics of the aging skin". *Advances in wound care* 2.1 (2013): 5–10.

Gagge, AP., and Nishi, Y. "Heat exchange between human skin surface and thermal environment". *Handbook of physiology* 69 (1977): 72.

Giacomoni, PU., Mammone, T., and Teri, M. "Gender-linked differences in human skin". *Journal of dermatological science* 55.3 (2009): 144–149.

Groscurth, P. "Anatomy of sweat glands". *Hyperhidrosis and botulinum toxin in dermatology.* Vol. 30. Karger Publishers (2002): 1–9.

Halata, Z., Grim, M., and Bauman, KI. "Friedrich Sigmund Merkel and his 'Merkel cell', morphology, development, and physiology: review and new results". *The Anatomical Record Part A: Discoveries in Molecular, Cellular, and Evolutionary Biology: An Official Publication of the American Association of Anatomists* 271.1 (2003): 225–239.

Huang, C–T., et al. "Uric acid and urea in human sweat". *Chinese Journal of Physiology* 45.3 (2002): 109–116.

Joshi, PG., et al. "Melanocyte-keratinocyte interaction induces calcium signalling and melanin transfer to keratinocytes". *Pigment cell research* 20.5 (2007): 380–384.

Lorenz, HP., et al. "Scarless wound repair: a human fetal skin model". *Development* 114.1 (1992): 253–259.

Mays, PK., Bishop, JE., and Laurent, GJ. "Age-related changes in the proportion of types I and III collagen". *Mechanisms of ageing and development* 45.3 (1988): 203–212.

Neuman, RE., and Logan, MA. "The determination of collagen and elastin in tissues". *Journal of Biological Chemistry* 186.2 (1950): 549–556.

Packer, L., Weber, SU., and Thiele, JJ. "Sebaceous gland secretion is a major physiologic route of vitamin E delivery to skin". *Journal of Investigative Dermatology* 113.6 (1999): 1006–1010.

Paraskevi, G., and Böhm, M. "Advanced glycation end products: key players in skin aging?". *Dermato–endocrinology* 4.3 (2012): 259–270.

Patterson, MJ., Galloway, SDR., and Nimmo, MA. "Variations in regional sweat composition in normal human males". *Experimental physiology* 85.6 (2000): 869–875.

Picardo, M., et al. "Sebaceous gland lipids". *Dermato–endocrinology* 1.2 (2009): 68–71.

Piccardi, N., and Manissier, P. "Nutrition and nutritional supplementation: Impact on skin health and beauty". *Dermato–endocrinology* 1.5 (2009): 271–274.

Rittié, L., and Fisher, GJ. "UV-light-induced signal cascades and skin aging". *Ageing research reviews* 1.4 (2002): 705–720.

Seema, B., Haytowitz, DB., and Holden, JM. "USDA database for the oxygen radical absorbance capacity (ORAC) of selected foods". *American Institute for Cancer Research Launch Conference. Washington, DC, November* (2007).

Seiberg, M. "Keratinocyte–melanocyte interactions during melanosome transfer". *Pigment Cell Research* 14.4 (2001): 236–242.

Shelley, WB., Hurley, HJ., and Nichols, AC. "Axillary odor: experimental study of the role of bacteria, apocrine sweat, and deodorants". *Ama archives of Dermatology and Syphilology* 68.4 (1953): 430–446.

Tyebkhan, G. Skin cleansing in neonates and infants-basics of cleansers. Indian J Pediatr (2002), 69: 767–769.

Uitto, J., and Bernstein, EF. "Molecular mechanisms of cutaneous aging: connective tissue alterations in the dermis". *Journal of Investigative Dermatology Symposium Proceedings*. Vol. 3. No. 1. Elsevier (1998).

Verde, T., et al. "Sweat composition in exercise and in heat". *Journal of Applied Physiology* 53.6 (1982): 1540–1545.

Webb, A., and Kaur, P. "Epidermal stem cells". *Front Biosci* 11.1 (2006): 1031–1041.

Kapitel 3

Adamski, Z., and Deja M. »The treatment of dandruff of the scalp". *Aesthet Dermatol* 2 (2006): 49–56.

Alster TS., and Tanzi EL. "Cellulite treatment using a novel combination radiofrequency, infrared light, and mechanical tissue manipulation device". *J Cosmet Laser Ther* (2005); 7: 81–5.

Anderson, RR., and Parrish, JA. "Selective photothermolysis: precise microsurgery by selective absorption of pulsed radiation". *Science* 220.4596 (1983): 524–527.

Avram, MM. "Cellulite: a review of its physiology and treatment". *Journal of Cosmetic and Laser Therapy* 6.4 (2004): 181–185.

Bernstein, EF., et al. "Treatment of spider veins using a 10 millisecond pulse-duration frequency doubled neodymium YAG laser". *Dermatologic surgery* 25.4 (1999): 316–320.

Boehncke, W-H. "Etiology and pathogenesis of psoriasis". *Rheumatic Disease Clinics* 41.4 (2015): 665–675.

Boissy, RE. "15: The Intrinsic (Genetic) Theory for the Cause of Vitiligo". *Vitiligo: A Monograph on the Basic and Clinical Science* (2000): 123.

Boissy, RE., and Nordlund, JJ. "Vitiligo: current medical and scientific understanding". *Giornale italiano di dermatologia e venereologia: organo ufficiale, Societa italiana di dermatologia e sifilografia* 146.1 (2011): 69–75.

Bystryn, J-C., and Pfeffer, S. "Vitiligo and antibodies to melanocytes". *Progress in clinical and biological research* 256 (1988): 195–206.

Claes, C., et al. "Therapy of moderate and severe psoriasis". *GMS health technology assessment* 2 (2006).

Collis, N., Elliot, LA., Sharpe, C, Sharpe, D. "Cellulite treatment: a myth or reality: a prospective randomized, controlled trial of two therapies, endermologie, and aminophylline cream". *Plast Reconstr Surg* (1999); 104: 1110–4.

Connolly, D., et al. "Acne scarring – pathogenesis, evaluation, and treatment options". *The Journal of clinical and aesthetic dermatology* 10.9 (2017): 12.

Danby, F., Bill, W. "Acne: Diet and acnegenesis". *Indian dermatology online journal* 2.1 (2011): 2.

Elsaie, ML., Baumann, LS., and Elsaaiee, LT. "Striae distensae (stretch marks) and different modalities of therapy: an update". *Dermatologic Surgery* 35.4 (2009): 563–573.

Fabbrocini, G., et al. "Acne Scars: Pathogenesis, Classification and Treatment. Dermatology Research and Practice" (2010): 893080.

Feldman, S., et al. "Diagnosis and treatment of acne". *American Family Physician* 69.9 (2004): 2123–2138.

Fink, JS., et al. "Use of intense pulsed light and a retinyl-based cream as a potential treatment for cellulite: a pilot study". *Journal of cosmetic dermatology* 5.3 (2006): 254–262.

Frederick, M., and Ranganathan, S. "A new postulate on two stages of dandruff: a clinical perspective". *International journal of trichology* 3.1 (2011): 3.

Freitag, FM., and Cestari, TF. "What causes dark circles under the eyes?". *Journal of cosmetic dermatology* 6.3 (2007): 211–215.

Goldberg, DJ. "New collagen formation after dermal remodeling with an intense pulsed light source". *Journal of cutaneous laser therapy* 2.2 (2000): 59–61.

Goldberg, RA, and Fiaschetti, D. "Filling the periorbital hollows with hyaluronic acid gel: initial experience with 244 injections". *Ophthalmic Plastic & Reconstructive Surgery* 22.5 (2006): 335–341.

Gozali, MV., and Zhou, B. "Effective treatments of atrophic acne scars". *The Journal of clinical and aesthetic dermatology* 8.5 (2015): 33.

Hann, SK., and Chun, WH. "17: Autocytotoxic Hypothesis for the Destruction of Melanocytes as the Cause of Vitiligo". *Vitiligo: A Monograph on the Basic and Clinical Science* (2000): 137.

Jungersted, JM., et al. "Stratum corneum lipids, skin barrier function and filaggrin mutations in patients with atopic eczema". *Allergy* 65.7 (2010): 911–918.

Katsambas, A., and Papakonstantinou, A. "Acne: systemic treatment". *Clinics in dermatology* 22.5 (2004): 412–418.

Khan, MH., et al. "Treatment of cellulite: part I. Pathophysiology". *Journal of the American Academy of Dermatology* 62.3 (2010): 361–370.

Kim, IS., et al. "Efficacy of intradermal radiofrequency combined with autologous platelet-rich plasma in striae distensae: a pilot study". *International journal of dermatology* 51.10 (2012): 1253–1258.

Kluess, HG., et al. »Leitlinie zur Diagnostik und Therapie der Krampfadererkrankung«. *Phlebologie* 39.5 (2010): 271–289.

Lehmann, HP., et al. "Acne therapy: a methodologic review". *Journal of the American Academy of Dermatology* 47.2 (2002): 231–240.

Leyden, JJ., and Del Rosso, JQ. "Oral Antibiotic Therapy for Acne Vulgaris: Pharmacokinetic and Pharmacodynamic Perspectives". *The Journal of Clinical and Aesthetic Dermatology.* (2011; 4(2):40–47

Luebberding, S., Nils K., and Sadick NS. "Cellulite: an evidence-based review". *American journal of clinical dermatology* 16.4 (2015): 243–256.

Mehryan, P., et al. "Assessment of efficacy of platelet-rich plasma (PRP) on infra-orbital dark circles and crow's feet wrinkles". *Journal of cosmetic dermatology* 13.1 (2014): 72–78.

Naldi, L., et al. "Cigarette smoking, body mass index, and stressful life events as risk factors for psoriasis: results from an Italian case–control study". *Journal of Investigative Dermatology* 125.1 (2005): 61–67.

Nast, A., Bayerl, C., und Borelli C. »S2k-Leitlinie zur Behandlung der Akne«. *J Dtsch Dermatol Ges* 8.S2 (2010): 1–59.

Nootheti PK., et al. "A single center, randomized, comparative, prospective clinical study to determine the efficacy of the Velasmooth system versus the Triactive system for the treatment of cellulite". *Lasers Surg Med* 2006; 38: 908–12.

Nosrati, A., et al. "Dietary modifications in atopic dermatitis: patient-reported outcomes". *Journal of Dermatological Treatment* 28.6 (2017): 523–538.

Nutten, S. "Atopic dermatitis: global epidemiology and risk factors". *Annals of Nutrition and Metabolism* 66. Suppl. 1 (2015): 8–16.

Palmer, CNA., et al. "Common loss-of-function variants of the epidermal barrier protein filaggrin are a major predisposing factor for atopic dermatitis". *Nature genetics* 38.4 (2006): 441.

Pannier-Fischer, F., und Rabe, E. »Epidemiologie der chronischen Venenerkrankungen«. *Der Hautarzt* 54.11 (2003): 1037–1044.

Parrish, John A., and Jaenicke, KF. "Action spectrum for phototherapy of psoriasis". *Journal of Investigative Dermatology* 76.5 (1981): 359–362.

Pathirana, D., et al. "European S3-Guidelines on the systemic treatment of psoriasis vulgaris: Supported by the EDF/EADV/IPC". *Journal of the European Academy of Dermatology and Venereology* 23 (2009): 1–70.

Rogachefsky, AS., Silapunt, S., and Goldberg, DJ. "Nd: YAG laser (1064 nm) irradiation for lower extremity telangiectases and small reticular veins: efficacy as measured by vessel color and size". *Dermatologic surgery* 28.3 (2002): 220–223.

Roh, MR., and Chung, KY. "Infraorbital dark circles: definition, causes, and treatment options". *Dermatologic surgery* 35.8 (2009): 1163–1171.

Rossi, ABR., and Vergnanini, AL. "Cellulite: a review". *Journal of the European Academy of Dermatology and Venereology* 14.4 (2000): 251–262.

Sadick, N., and Magro, C. "A study evaluating the safety and efficacy of the Vela-Smooth system in the treatment of cellulite. *J Cosmet Laser Ther* (2007); 9: 15–20.

Sadick, N., and Mulholland, RS. "A prospective clinical study to evaluate the efficacy and safety of cellulite treatment using the combination of optical and RF energies for subcutaneous tissue heating". *J Cosmet Laser Ther* (2004); 6: 187–90.

Schafer, T., et al. "Epidemiology of acne in the general population: the risk of smoking". *Br J Dermatol* (2001); 145: 100–4.

Schmults, CD., Phelps, R., and Goldberg, DJ. "Nonablative facial remodeling: erythema reduction and histologic evidence of new collagen formation using a 300-microsecond 1064-nm Nd: YAG laser". *Archives of dermatology* 140.11 (2004): 1373–1376.

Shuster, S. "The cause of striae distensae". *Acta dermato-venereologica. Supplementum* 59.85 (1979): 161–169.

Smith, RN., et al. "A low-glycemic-load diet improves symptoms in acne vulgaris patients: a randomized controlled trial". *The American journal of clinical nutrition* 86.1 (2007): 107–115.

Thoma, W., Krämer, H-J., and Mayser, P. "Pityriasis versicolor alba". *Journal of the European Academy of Dermatology and Venereology* 19.2 (2005): 147–152.

Williams, HC., Dellavalle, RP., and Garner, S. "Acne vulgaris". *The Lancet* 379.9813 (2012): 361–372.

Zelickson, BD., et al. "Histological and ultrastructural evaluation of the effects of a radiofrequency–based nonablative dermal remodeling device: a pilot study". *Archives of dermatology* 140.2 (2004): 204–209.

Kapitel 4

Ahn, CS., and Huang, WW. "Rosacea Pathogenesis". *Dermatologic clinics* 36.2 (2018): 81–86.

Carson, SN., et al. "Vacuum-assisted closure used for healing chronic wounds and skin grafts in the lower extremities". *Ostomy/wound management* 50.3 (2004): 52–58.

Child, AH., et al. "Lipedema: an inherited condition". *American Journal of Medical Genetics Part A* 152.4 (2010): 970–976.

Flaherty, KT., et al. "Improved survival with MEK inhibition in BRAF-mutated melanoma". *New England Journal of Medicine* 367.2 (2012): 107–114.

Gordon, R. "Skin cancer: an overview of epidemiology and risk factors". *Seminars in oncology nursing*. Vol. 29. No. 3. WB Saunders (2013).

Gupta, AK., and Gover, MD. "Azelaic acid (15% gel) in the treatment of acne rosacea". *Int J Dermatol* (2007), 46(5): 533–8

Hafeez, ZH. "Perioral dermatitis: an update". *International journal of dermatology* 42.7 (2003): 514–517.

Johansson, K., et al. "Effects of compression bandaging with or without manual lymph drainage treatment in patients with postoperative arm lymphedema". *Lymphology* 32.3 (1999): 103–110.

Lee, KYC., and Levell, NJ. "Turning the tide: a history and review of hyperhidrosis treatment". *JRSM open* 5.1 (2014): 2042533313505511.

Odderson, IR. "Axillary hyperhidrosis: treatment with botulinum toxin A". *Archives of physical medicine and rehabilitation* 79.3 (1998): 350–352.

Posnett, J., and Franks, PJ. "The burden of chronic wounds in the UK". *Diabetic Med* 14.5 (2008): 7–S85.

Rigel, DS., et al. "ABCDE – an evolving concept in the early detection of melanoma". *Archives of dermatology* 141.8 (2005): 1032–1034.

Rivero, AL., and Whitfeld, M. "An update on the treatment of rosacea". *Australian prescriber* 41.1 (2018). 20.

Rudkin, GH., and Miller, TA. "Lipedema: a clinical entity distinct from lymphedema". *Plastic and reconstructive surgery* 94.6 (1994): 841–7.

Taieb, A., et al. "Superiority of ivermectin 1% cream over metronidazole 0· 75% cream in treating inflammatory lesions of rosacea: a randomized, investigator-blinded trial". *British Journal of Dermatology* 172.4 (2015): 1103–1110.

Vaillant, L., Müller, C., and Gousse, P. "Treatment of limbs lymphedema". *Presse medicale (Paris, France: 1983)* 39.12 (2010): 1315–1323.

Wiggin, W., Gallo, RL., and Hata, TR. "Rosacea: part I. Introduction, categorization, histology, pathogenesis, and risk factors". *Journal of the American Academy of Dermatology* 72.5 (2015): 749–758.

Zuuren, EJ. van, et al. "Effective and evidence-based management strategies for rosacea: summary of a Cochrane systematic review". *British Journal of Dermatology* 165.4 (2011): 760–781.

Zuuren, EJ. van, et al. "Interventions for rosacea". *Cochrane Database Syst Rev* 3 (2011).

Kapitel 5

Coleman, SR., and Grover, R. "The anatomy of the aging face: volume loss and changes in 3-dimensional topography". *Aesthetic surgery journal* 26.1_Supplement (2006): 4–S9.

Cotofana, S, et al. "An update on the anatomy of the forehead compartments". *Plastic and reconstructive surgery* 139.4 (2017): 864e–872e.

Cotofana, S, et al. "Midface: clinical anatomy and regional approaches with injectable fillers". *Plastic and reconstructive surgery* 136.5 (2015): 219S–234.

De Maio, M. "The minimal approach: an innovation in facial cosmetic procedures". *Aesthetic plastic surgery* 28.5 (2004): 295–300.

Rohrich, RJ., and Pessa, JE. "The fat compartments of the face: anatomy and clinical implications for cosmetic surgery". *Plastic and reconstructive surgery* 119.7 (2007): 2219–2227.

Veale, D. "Body dysmorphic disorder". *Postgraduate medical journal* 80.940 (2004): 67–71.

Wysong, A, et al. "Quantifying soft tissue loss in facial aging: a study in women using magnetic resonance imaging". *Dermatologic Surgery* 39.12 (2013): 1895–1902.

Kapitel 6

Aitzetmüller, MM., et al. »Injizierbare Füllmaterialien – Update und Zukunftsperspektive«. *Handchirurgie· Mikrochirurgie· Plastische Chirurgie* 49.06 (2017): 423–431.

Amuso D., et al. "Histological evaluation of a biorevitalisation treatment with PDO wires". *Official Journal of the International Union of Aesthetic Medicine–UIME* (2015): 111.

Baumann, L., et al. "Duration of clinical efficacy of onabotulinumtoxinA in crow's feet lines: results from two multicenter, randomized, controlled trials". *Dermatologic Surgery* 42.5 (2016): 598.

Brody, GS., et al. "Anaplastic large cell lymphoma occurring in women with breast implants: analysis of 173 cases". *Plastic and reconstructive surgery* 135.3 (2015): 695–705.

Carniol, PJ., and Ganc, DT. "Is there an ideal facelift procedure?". *Current opinion in otolaryngology & head and neck surgery* 15.4 (2007): 244–252.

Cohen, JL., et al. "Additional thoughts on the new treatment Kybella". *Seminars in cutaneous medicine and surgery* (2015). Vol. 34. No. 3.

Coleman, SR., et al. "Clinical efficacy of noninvasive cryolipolysis and its effects on peripheral nerves". *Aesthetic plastic surgery* 33.4 (2009): 482–488.

Dessy, LA., et al. "Botulinum toxin for glabellar lines". *American journal of clinical dermatology* 12.6 (2011): 377–388.

Embrey, M., et al. "A review of the literature on the aetiology of capsular contracture and a pilot study to determine the outcome of capsular contracture interventions". *Aesth Plast Surg* 23 (1999): 197–206.

Ferraro, GA., et al. "Synergistic effects of cryolipolysis and shock waves for noninvasive body contouring". *Aesthetic plastic surgery* 36.3 (2012): 666–679.

Foster, TE., et al. "Platelet-rich plasma: from basic science to clinical applications". *The American journal of sports medicine* 37.11 (2009): 2259–2272.

Freiberg, A. "Breast Feeding After Breast Reduction". *Mastopexy and Breast Reduction* (2009): 609–612.

Huemer, GM., et al. "Motiva Ergonomix Round Silksurface Silicone Breast Implants: Outcome Analysis of 100 Primary Breast Augmentations over 3 Years and Technical Considerations". *Plastic and Reconstructive Surgery* 141.6 (2018): 831e 842e.

Humphrey, CD., Arkins, JP., and Dayan, SH. "Soft tissue fillers in the nose". *Aesthetic surgery journal* 29.6 (2009): 477–484.

Hyun Ju, K., et al. "Multi-polydioxanone (PDO) scaffold for forehead wrinkle correction: A pilot study". *Journal of Cosmetic and Laser Therapy* 18.7 (2016): 405–408.

Jewell, M., et al. "Anaplastic large T-cell lymphoma and breast implants: a review of the literature". *Plastic and reconstructive surgery* 128.3 (2011): 651–661.

Karimi, K., and Reivitis, A. "Lifting the Lower Face With an Absorbable Polydioxanone (PDO) Thread". *Journal of drugs in dermatology: JDD* 16.9 (2017): 932–934.

Kirk, DS., Gart, L., and Ferneini, EM. "Deoxycholic acid injection for the reduction of submental fat in Adults". *Journal of Oral and Maxillofacial Surgery* 74.9 (2016): e53.

Lacci, KM., and Dardik, A. "Platelet-rich plasma: support for its use in wound healing". *The Yale journal of biology and medicine* 83.1 (2010): 1.

Marx, RE. "Platelet-rich plasma: evidence to support its use". *Journal of oral and maxillofacial surgery* 62.4 (2004): 489–496.

Plastic Surgery Statistics Report (2017), available at: https://www.plasticsurgery.org/documents/News/Statistics/2017/plastic–surgery–statistics–full–report–2017.pdf

Sheen, JH. "Closed versus open rhinoplasty – and the debate goes on". *Plastic and reconstructive surgery* 99.3 (1997): 859–862.

Souto, GC., et al. "The impact of breast reduction surgery on breastfeeding performance". *Journal of Human Lactation* 19.1 (2003): 43–49.

Suh, DH., Jang, HW., Lee, SJ., Lee, WS., Ryu HJ. "Outcomes of polydioxanone knotless thread lifting for facial rejuvenation". *Dermatologic surgery* (2015); 41(6): 720–5.

Sukhova, I., et al. »Quo vadis? Brustimplantate – aktuelle Entwicklungen und neue Konzepte«. *Handchirurgie · Mikrochirurgie · Plastische Chirurgie* 44.04 (2012): 240–253.

Sykes, JM., Allak, A., and Klink, B. "Future applications of deoxycholic acid in body contouring". *J Drugs Dermatol* 16.1 (2017): 43–46.

Tan, E-K., and Jankovic, J. "Treating severe bruxism with botulinum toxin". *The Journal of the American Dental Association* 131.2 (2000): 211–216.

Van der Lei, B., Cromheecke M., and Hofer SOP. "The purse-string reinforced SMASectomy short scar facelift". *Aesthetic surgery journal* 29.3 (2009): 180–188.

Zandijcke, M. van, and Marchau MM. "Treatment of bruxism with botulinum toxin injections". *Journal of Neurology, Neurosurgery & Psychiatry* 53.6 (1990): 530.

Zheng Jun, L., et al. "Autologous platelet-rich plasma: a potential therapeutic tool for promoting hair growth". *Dermatologic Surgery* 38.7pt1 (2012): 1040–1046.

Kapitel 7

Baroudi, R., and Ferreira, CAA. "Seroma: how to avoid it and how to treat it". *Aesthetic surgery journal* 18.6 (1998): 439–441.

Däumler, M. »Ästhetisch-plastische Chirurgie vs. Schönheitschirurgie – die Verwendung der Begriffe in den Medien«. *Handchirurgie · Mikrochirurgie · Plastische Chirurgie* 45.02 (2013): V0007.

Haak, A. »BGH-Urteil zu Jameda-Eintrag«. *Der Freie Zahnarzt* 62.3 (2018): 7–7.

Über uns

H i! Ich bin **Marie-Luise Klietz,** 27 Jahre alt, und wohne in München. Ich bin nach sechs Jahren Medizinstudium und Approbation Assistenzärztin in der Dermatologie, also in der Fachrichtung für Haut- und Geschlechtskrankheiten. So ist es ja bei uns in der Medizin, erst wird man Arzt, dann Facharzt. Zur Medizin bin ich über den Leistungssport gekommen. Ich bin begeisterte Triathletin und habe als Teenager mit dem Gedanken gespielt, Profisportlerin zu werden. Im Training musste ich immer extrem darauf achten, mich nicht zu verletzen, nicht krank zu werden. Bei der kleinsten Erkältung gab's schon ein Riesen-Trara! Damals hab ich mich oft gefragt, was da eigentlich in meinem Körper passiert und wie ich »das Ganze« optimieren kann. Die Hauptmotivation, Medizin zu studieren, war das Interesse am menschlichen Körper. Als ich dann zusätzlich ein gutes Abi in der Tasche hatte, konnte ich diesen Schritt weitergehen und habe unmittelbar mit dem Studium angefangen. Meine Großeltern haben mir das übrigens schon immer gesagt ;-). Seit 2015 blogge ich auf »*fitmedmary.de*« zu den Themen Sport und Medizin, und dort hat sich so schnell eine so große Leserschaft versammelt, dass gemeinsam mit Matthias die Idee zu dem medizinischen Blog

»*doctor-aesthetics.de*« entstanden ist. Menschen helfen zu können ist ein wundervolles Gefühl, wir erleben es als Ärzte tagtäglich. Und doch stehen Freud und Leid auch oft sehr eng beieinander. Als junge Ärztin ist es mein Anliegen, alle meine Patienten auf Augenhöhe abzuholen und ihnen verständlich zu machen, worum es bei ihrer Hauterkrankung geht, bevor sie das Sprechzimmer wieder verlassen. Unsere Haut fasziniert mich, und diese Faszination möchte ich mit meinen Patienten und Lesern teilen.

*U*nd ich bin **Matthias Michael Aitzetmüller,** 25 Jahre alt, wohne auch in München und befinde mich zurzeit im PhD-Studium an einer renommierten Universitätsklinik in München. PhD-Studium heißt, dass nach dem normalen Studium noch drei weitere Jahre wissenschaftliche Arbeit folgen, an deren Ende man zusätzlich promoviert. Ich habe in Wien Medizin studiert, habe einen österreichischen Doktortitel, und jetzt mache ich in Deutschland noch diese wissenschaftliche Zusatzausbildung. Die Schwerpunkte meiner wissenschaftlichen Arbeiten liegen im Bereich der Wundheilung. Zusätzlich führen wir Studien zur Tumor- und Krebsforschung durch und forschen auch im ästhetischen Bereich. Nebenbei sammle ich praktische Erfahrungen in der Plastisch-Ästhetischen Chirurgie in einer Privatklinik in Österreich.

Medizin wollte ich schon immer studieren, aus Interesse am menschlichen Körper und weil mich der Gedanke, dass ich Menschen helfen kann, fasziniert. Bis zu meinem klinisch-praktischen Jahr im Krankenhaus, dem letzten Jahr des Medizinstudiums, wollte ich mich allerdings noch in der Gynäkologie spezialisieren. Doch als ich im praktischen Jahr Plastische Chirurgie erlebt habe, hat mich das so gefesselt, dass ich meine ganzen Pläne über den Haufen geworfen und mich komplett darauf gestürzt habe. Durch die Zusammenarbeit mit Marie ist mir bewusst geworden, wie eng sich Chirurgie und Dermatologie hinsichtlich der Haut verzahnen und wie wichtig der interdisziplinäre Blick auf unsere Haut sein kann.